最好的医生
在厨房

李磊◎著

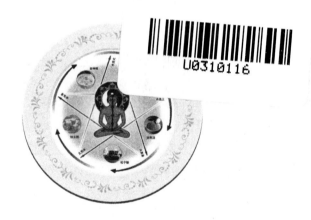

江苏凤凰科学技术出版社·南京

图书在版编目（CIP）数据

最好的医生在厨房 / 李磊著. —南京：江苏凤凰
科学技术出版社， 2015.6（2024.2重印）
ISBN 978-7-5537-4340-0

Ⅰ.①最… Ⅱ.①李… Ⅲ.①食物疗法②食物养生
Ⅳ.①R247.1

中国版本图书馆CIP数据核字（2015）第067060号

最好的医生在厨房

著　　　者	李　磊
责 任 编 辑	庞啸虎
责 任 校 对	仲　敏
责 任 监 制	方　晨

出 版 发 行	江苏凤凰科学技术出版社
出版社地址	南京市湖南路 1 号 A 楼，邮编：210009
出版社网址	http://www.pspress.cn
印　　　刷	天津旭非印刷有限公司

开　　　本	710 mm×1000 mm　1/16
印　　　张	15.5
字　　　数	137 000
版　　　次	2015年6月第1版
印　　　次	2024年2月第2次印刷

标 准 书 号	ISBN 978-7-5537-4340-0
定　　　价	49.80元

图书如有印装质量问题，可随时向我社印务部调换。

第1章

关于食疗那些事情

第2章

茶饮：最优美的饮料，喝出最长久的健康

第**3**章

药饭药粥，吃出力气更要吃出健康

第**4**章

根据自身身体状况，巧服适量药酒可养生

第5章

药点，当药变成美食，没理由不爱上它

第6章

不想吃药，那就吃糖吧

第7章

中医膳食，吃的是健康更是文化

第 8 章

食疗方剂汇总

最好的医生在厨房

关于食疗那些事情

食疗与我们生活息息相关 ◇◇◇◇◇◇◇◇◇◇◇◇◇◇◇◇◇◇◇◇◇◇◇◇◇◇◇◇◇

中国的饮食文化源远流长，而中国的食疗文化是伴随着饮食文化一起成长起来的。中国自古就有"药食同源"之说，更有"神农尝百草"的经典故事，足以说明中药起源于食物。后来，随着医学的进步与发展，才有了"药物"与"食物"的分别。按照中医理论，大多数食物除了能提供人体所必需的能量与营养外，也具有保健、强身、健体、预防和治疗疾病的功效，而极具中国特色的"中医食疗法"也由此形成，并随着科学技术的发展，渐渐形成了一门独立的学科——"食疗学"。

"寓医于食"，是指在中医"辨证论治，辨体施膳"的理论指导下形成的特殊的膳食理论，根据不同的病症、不同的体质，制定不同的食物与药膳，起到"食借药力，药助食威"的效果。

同时，药膳也是我们日常饮食中极为特殊的食疗工艺，具有营养丰富、美味可口、有病祛病、无病健身的特点。所以，只要了解食疗，留意自己及家人的身体变化，在日常的饮食生活中，如一日三餐、饮料、零食等稍加注意，合理利用药膳，就能达到治病、养生、健体的目的。只有充分重视食疗、善于运用食疗方法来调节各项身体机能，只要吃得好、吃得对，我们就不仅能品尝到美味的食品，更能吃出健康和美丽，让简单的生活更有乐趣、更具意义。

我们经常提到一个形容食物味道的词："五味俱全"。通常，我们把食物的味道分为酸、甜、苦、辣、咸五种味道，而中医认为，食物的味道不同，作用不同，作为食疗材料时，它们所体现的药性也不相同。

酸：生活中酸味食物的代表大概就是醋。《本草备要》有云：醋"酸温散淤解毒，下气消食，开胃气，散水气。治心腹血气疼，产后血晕，症结痰癖，黄疸痈肿，口舌生疮，损伤积血，谷鱼肉菜蕈诸虫毒"。

也就是说，中医认为，常食酸性食物能保护肝脏、帮助消化、促进食欲，同时，酸性食物还具有一定的杀菌、抗菌、抗病毒、抗原虫等功效。

如山楂、乌梅、橙子等都为酸性食物。

甜：食物的甜味主要由食物内的糖类产生，美味适口，因甜入脾，所以还具有补气补血的功效。因为糖类能迅速提供能量，所以，疲惫的时候吃一点甜食，还能让人消除疲劳，快速恢复活力。此外，甜味食物如荔枝、甘蔗等，还具有解毒生津的作用。

但食用甜食也要适量，除了特殊体质（糖尿病患者、婴幼儿等）需要控制甜食的食用量之外，普通人如果食用过多甜食，也易伤脾胃，容易患上肥胖症等多种疾病。关于过度食用甜食的危害，世界卫生组织指出："长期嗜高糖食物的人，其平均寿命比正常饮食的人缩短10～20年。"

苦：在五味中，苦味是最不受欢迎的，除非万不得已，谁愿意"吃苦"？食物里的苦味主要是由食物内的有机碱产生，而这种有机碱也是人体所必需的。中医认为"苦生心""苦味入心"，苦味食物除了具有清热解暑、除燥祛湿、利尿活血、清心明目、消炎退热的功效之外，食物中有少许苦味，还能增强食欲。

但苦味食物也并非人人都适宜。中医认为，苦味食物属寒性，具有清热祛火、通便降泄的作用，属于清泻类食物，所以体质虚弱者应不食或者少食苦味食物。

苦瓜、苦杏仁、苦丁茶、菊花茶、莲心等都是苦味食物。

辣：在我国许多地区，尤其是冬天阴冷、湿气较重的地区，如重庆、四川、湖南等地，居民皆喜欢食辣，甚至到了"无辣不欢"的程度。辣味食物能刺激味蕾，促进胃液、唾液的分泌，增加淀粉酶的活性，帮助胃肠蠕动，消除体内滞气，让人食欲大开，同时，辣味食物还具有温中气、祛湿散寒、开郁祛痰、杀虫解毒的功效。辣味食物能使皮肤毛细血管扩张，促进血液循环，对心脑血管疾病的防治有一定功效。

但如食辣过度，会伤肝损目，肺气过剩，刺激胃黏膜引发腹痛腹泻，还容易损伤筋骨，导致指甲枯萎。

姜、辣椒、胡椒等都为辣味食物。

咸：提起咸，我们自然会想到食盐，而有句话则充分说明了盐的重要性："一万块的宴席也离不开一块钱的盐。"食物里的咸味，也主要来自食盐。中医认为，食盐性寒，具有清热解毒、凉血润燥、杀虫消炎、催吐止泻的功能。咸味能刺激味觉，从而增进食欲，同时刺激唾液分泌，也有助于食物的消化。"咸入肾"，所以咸味食品能滋肾通便，调节人体细胞和血液渗透，维系体内正常的代谢。适量地摄入盐分，能软化体内酸性肿块，防治体内微量元素缺乏。

虽然我们都少不了盐，但如不加控制，过量食用，就会引发高血压、心脑血管疾病、肾病及水肿等疾病。

中医除了按照味道把食物分成"酸、甜、苦、辣、咸"五类外，还根据食物的属性，将食物分为寒凉性、温热性、平性三种。食物的属性，是根据食物对于人体的影响概括出来的，所以说，食物属性与人的体质关系密切。

比如**寒凉性食物**，通常都具有清热解毒、通便泻火、排毒、增强人体免疫力的功效，对某些慢性疾病也有缓解与辅助治疗的作用。寒凉性的食物有西瓜、苦瓜、绿豆、金银花、冬瓜、兔肉、鸭肉等。但阴虚体质的人，以及孕妇、哺乳期及经期妇女都不宜食用过于寒凉的食物。

温热性食物通常都具有补虚养血、强身健体、驱寒除湿的功效。如葱、姜、蒜、羊肉、狗肉、鸡肉、桂圆等都是温热性食物。

平性食物，主要特点是属性平和，具有平补之效，常用于维持身体的正常运转，提供日常所需的能量，同时，大多数平性食物也具有健脾养胃、理气安神的功效。平性食物如番茄、大豆、鲤鱼、牛奶等，普通人皆可食用。

了解了食物的五味以及食物属性的分类，在日常生活中，我们就应当"趋利避害"，选择对自己、家人身体有益的膳食，少食或者不食对自己身体无益的食物。

治病养生不能完全依赖医院与医生，更多的要靠我们平时对自己生活的掌控，养成良好的对身体有益的健康习惯。而对身体有益的健康习惯，自然包括健康化、合理化的饮食习惯以及用健康的食疗理念替代不健康、无益身体的饮食习惯。

所以说，若想有一个健康的身体，我们就必须重视食疗，重视来自厨房的养生。

相宜才养生，相冲需远离

"道法自然"是中医中很重要的养生理念，中医非常注重身体自身的平衡以及与周围环境的和谐，除阴阳平衡之外，还要讲究内外平衡等。人体的健康状况与四季的交替有着密不可分的关系。"春生、夏长、秋收、冬藏"是四季交替的自然规则，同时也是人体代谢的规则。食疗养生，不仅要了解人体体质、体征，了解食物属性，同时还要顺应四时之气的变化。

中医认为，养生应与四时相对应，遵循春养肝、夏养心、长夏养脾、秋养肺、冬养肾的养生规则。

春天，万物复苏，春江水暖，气温逐渐回升，人体的阳气也渐渐升起，饮食自然也要由冬天的温补、辛甘慢慢过渡到清淡养阴。取温避凉是早春饮食的原则，可以适当食用如春笋、菠菜、荠菜、葱、姜、蒜、韭菜之类偏于温补的食物。如果一味食用人参等温热补品，当春季气温上升时，会加重身体内热，损伤人体正气。当然，初春气温比较低的时候，也应当避免食用如黄瓜、冬瓜、绿豆等凉性食物。

春季的第二个月称为仲春，可以选择食用一些如红枣、山药、蜂蜜、芹菜之类平补健胃的食物。仲春时节，常常是各种传染病的高发期，所以，还要注意摄取足够的维生素，以提高身体的免疫力。但因春季肝气过旺，而酸味入肝，会影响阳气的生发和肝气的疏泄，容易伤脾胃，所以应当避免食用酸性食物。

晚春时，气温已经回升，并且已经接近夏天，"春困"也常发生在这个阶段，所以，此时饮食应当趋于清淡，逐渐向夏季过渡。适当食用一些如甘蔗汁、百合、鸭肉、海带、海蜇、紫菜之类平补的食物，同时少食辛辣、肥腻、黏冷的食物。

夏季是一年中阳气最盛的季节，也是人体能量消耗最大的一个季节。人体的新陈代谢在夏天到达最为旺盛的时候。高温的环境使人体出汗过多，导致津液丢失，所以，夏季饮食的原则是以清淡爽口为主，既清热解暑，又能增进食欲的食物最佳，蔬菜如茼蒿、芹菜、小白菜、苦瓜、香菜、竹笋、黄瓜、冬瓜、莲子、薏米等；鱼类如青鱼、鲫鱼、鲢鱼等；肉类如鸭肉等，都是不错的选择。这些食物具有清热解暑、健脾利湿、生津凉血、消除疲劳的作用，对肠道疾病与中暑都有一定的预防作用。

夏季人体损耗较多，因此适宜补气养阴，应多食如胡萝卜、菠菜、桂圆、荔枝、花生、莲藕等具有滋阴补气效果的食物。另外，还应多摄入粗粮与果蔬。但也不能过多食用生冷瓜果，否则容易伤脾胃。温补、肥厚、冷腻的食物在夏季应尽量避免食用，避免伤津耗气。

夏季天气炎热，脾胃消化功能趋于减弱，容易出现乏力、困倦、食欲不振等不适症状，可以适当挑选食用一些酸味食物，如番茄、柠檬、葡萄、猕猴桃等。

秋季，中医所指的秋季通常是指从立秋到立冬前一天的这段时间，古代所说的"秋三月"也是指这段时间。中国古代著名的营养专著《饮膳正要》提出："秋气燥，宜食麻以润其燥。""燥"是秋季的主气，所以应该在秋天多吃些如胡麻、芝麻、核桃、糯米、甘蔗、蜂蜜、牛奶等之类的食物，可以起到滋阴润肺、养血的作用。

秋天，人体的津液容易被燥邪侵害，导致肺部出现不适，所以，生津润肺是秋季食疗应遵循的原则，如麦冬、梨、冰糖、银耳、沙参、百合、鸭等具有养阴生津功效的食物，具有平补肺气功效的墨鱼、团鱼、山龟等食物，都是秋季食疗很好的食材。

初秋，也就是刚入秋时，暑气还未消减完，因此饮食以甘润为佳，如百合、银耳、山药、梨、豆浆、芝麻、猪肺、蟹肉、橄榄等具有润肺生津、养阴清燥作用的食物。而如葱、姜、蒜等这样的辛燥食物应少食，避免伤及肺气。同时，苹果、石榴、葡萄、芒果、柚子、山楂等酸味食物也可以适当食用，以防秋燥、增强身体免疫力。

人们常有春困秋乏的说法，实际上，秋乏是人体在经过炎热的夏季后进行的自我调整。多食用牛奶、鸡蛋、瘦肉及豆制品等食物，可以有效地缓解疲乏感与抑郁情绪。

中医讲，秋季可以调解生机、新旧更替，是滋补的最佳季节。为避免冬季虚而又不受补的情况发生，应在秋季补充人体所需，缓解疲劳、增强人体免疫力，像麦冬、川贝、沙参、百合、杏仁、枸杞等都是秋季滋补与缓解秋燥十分理想的食材。

冬季，万物生机蛰伏潜藏的季节，同时也孕育着春天的希望。中医认为，在天寒地冻、万物萧条的冬季，人体的阳气最为浅弱，最容易被冬季的寒邪所伤，导致人体血液循环不顺畅，从而出现头痛、恶心、咽痛、全身酸痛等症状。因此，冬季养生要注意补充热量。

我们都有在"冬至"这天吃羊肉、喝羊肉汤的习惯，以此来驱逐寒气。其实，这种做法是有养生的道理的。中医认为，冬季饮食养生的基本原则是顺应体内阳气潜藏的状况，捻阳护阴。所以，可适当食用如羊肉、狗肉、虾、桂圆、栗子、核桃、甲鱼等食物补充热量。此外，也应该多食用维生素丰富的蔬菜，如圆白菜、白萝卜、胡萝卜、黄豆芽、绿豆芽、油菜等，甘薯、土豆也可以适量食用。

俗话说："冬令进补，春天打虎。"如果在冬季滋补得当，不仅能顺利地度过冬天，还能起到强身健体、增强免疫力的养生作用，对于某些疾病还能做到调理与防治。冬天如果滋补得宜，进补的食物被吸收以后，就像潜埋在身体里的种子，等到了万物复苏的春天，就能生根、发芽。

哪些群体的人尤其需要注意冬季进补？如患有各种急、慢性疾病的人，病后初愈者以及体质虚弱的老年人，都要重视冬天的养生。

总而言之，因人而异是中医的一个大原则，中医的"一人一方"充分体现了这个原则。不同的生活习惯、职业、年龄、地域等客观条件，会产生不同的体质，自然也就有不同的调理方法，因此我们就需要客观地看待自己的身体，针对自己的实际情况进行调理。

茶饮：最优美的饮料，喝出最长久的健康

防暑消暑有妙招，荷叶凉茶暑气消 ◇◇◇◇◇◇◇◇◇◇◇◇◇◇

回家刚开门，我就看到豆豆向卫生间狂奔而去的背影，接着从卫生间里传出呕吐的声音。看着客厅里的溜冰鞋，我明白了，一定是下午又跟小伙伴们去广场上学溜冰了。在将近40℃的烈日下运动一下午，提前又没有防暑措施，豆豆肯定是中暑了。

我们所说的中暑，其实就是在高温的情况下，人体中枢神经调节出现异常，从而引发的诸如头晕、恶心、呕吐等症状。

从卫生间里走出来的豆豆脸色有些潮红，有气无力地躺在沙发上，说自己头晕、恶心、口渴。我赶紧打开空调，又让豆豆到沙发上休息，然后走进了厨房，看看还有新鲜荷叶，决定给豆豆做荷叶凉茶。

荷叶凉茶

症状：中暑
材料：新鲜荷叶半张，白术10g，藿香、甘草各6g
做法：将荷叶半张撕片，加入白术、藿香、甘草，放入容器内注入清水，沸腾后中火煎20分钟，按照个人口味，加入适量冰糖，放凉即可饮用。

为了让豆豆尽快喝到，我把茶汁倒入玻璃茶缸里，然后再放入冷水中，10分钟左右换了两次水后，荷叶凉茶就凉了。豆豆一次饮200ml左右，隔一小时饮一次，饮用了3次以后，恶心与头晕等症状明显减轻，晚上又给她喝了番茄西瓜汁。第二天起床，豆豆就恢复了往日的活泼与活力。

豆豆说："爸爸，这个荷叶凉茶，不仅清凉好喝，还真的挺有效。"我说："当然了，别看这茶配方简单，但里面可大有玄机。"

荷叶具有清热解毒、凉血清暑的功效，还富含维生素C，能提高人体的免疫力，是夏季家庭常备的防暑饮品。白术具有益气、除胃热、健脾胃的作用，对治疗中暑后出现的腹泻、眩晕、食欲不振非常有益。藿香具有和胃止呕、祛暑解表的功效，有益于缓解中暑后的头疼、呕吐、发热、乏力等症状。甘草具有解毒、祛痰、止痛的功效。三者搭配在一起，既祛暑解毒，又益气健脾，对调理肠胃具有明显的作用，同时还增强身体的免疫力，效果当然错不了。

小贴士

中暑者通常食欲不振，饮食宜清淡，最好以清热祛暑的流质食物为主，如绿豆粥、荷叶粥、西红柿、西瓜露等。此外，夏季家庭里首先要做好防暑工作，在家里准备一些酸梅汤、绿豆汤等都是不错的选择。

胃痛又反酸？多喝党参大枣茶

国庆节放假那几天，豆豆妈妈的几位大学同学从外地来看她。老同学凑在一起当然高兴，一时兴起就在饭桌上多喝了几杯，回家后就感到胃反酸，接着就是阵痛，头上全是冷汗。看到这情况，我知道，这是她的胃炎又犯了，赶紧去厨房给她泡一杯养胃护胃的党参大枣茶。

豆豆妈妈喝完茶后，又喝了一杯温热的牛奶，然后就躺在床上休息。等我走进卧室观察她的情况时，看到她正两眼放光、兴致勃勃地跟老同学在微信上聊天，商量着明天带他们去品尝我们这里的特色烧烤，哪里还有半点刚才胃疼时有气无力的影子？

豆豆妈妈刚工作时，不注意照顾自己，饮食不规律，暴饮暴食，再加上喜欢喝茶，落下了胃病。有时，稍微吃些刺激性比较强的食物，她就会出现反酸、胃疼、腹胀、烧心等不适症状。其实，这就是典型的浅表性胃炎的症状，经过合理的饮食调理，是可以痊愈的，但如果放任下去，就可能转变成情况比较严重的慢性萎缩性胃炎，那就比较麻烦了。而这道党参大枣茶，简直就成了豆豆妈妈养胃护胃的"护法"，百试不爽。

党参大枣茶

效用：养胃护胃

材料：党参15g，大枣10枚，陈皮3g

做法：将党参、大枣、陈皮洗净，沸水冲泡后，盖上杯盖闷10分钟左右即可。

这茶也不需要多喝，只需每天早晚各1次，7天为一疗程，如果不出差错的话，豆豆妈妈一般都是连续饮用两周。她的胃炎因为一直有这道茶"保驾护航"，近几年来极少发作。

红枣健脾是大家都知道的，其实红枣里的山楂酸成分还具有抑制癌症的效果。党参除了健脾和胃以外，还具有补中益气的功效。陈皮具有消脂健胃、化痰的功效，陈皮里的B族维生素、维生素C对胃肠道有温和的刺激作用，能促进消化液的分泌，排除胃肠管内的积气，对腹胀、胃胀有较好的防治功效。三者结合，能健脾胃、助消化、消除腹胀胃胀，同时还能补气血，非常适合胃痛又反酸的患者饮用。

不过，因为红枣含糖丰富，糖尿病患者不宜多喝，此外，饮用之后，最好立即用清水漱口，以免伤害牙齿。

小贴士

1.反酸是浅表性胃炎的主要特征之一，患者应减少食用富含氮浸出物的鱼汤、鸡汤、米汤，以及蘑菇汤、米粥等带酸性的食物，而应当以牛奶、豆浆、新鲜蔬菜等碱性食物来中和胃酸。

2.胃炎通常会抑制铁元素的吸收，因此，慢性胃炎患者还应当在饮食上注意多食用富含铁元素的食物，比如芝麻、猪肝、红枣等。

过敏了？赶快喝紫草红枣汤 ◇◇◇◇◇◇◇◇◇◇◇◇◇◇◇◇◇◇

对于食蟹的十月，我向来是又爱又怕：肥美可口的蟹黄蟹肉谁不喜欢？但我与海鲜亲密接触的后果通常就是急性荨麻疹。所谓急性荨麻疹，其实就是我们平常所说的"过敏"。虽然荨麻疹来得快也去得快，基本上从发作开始到风团消散，也就两三个小时，但那两三个小时的瘙痒，却绝对是难以忍受的煎熬。

急性荨麻疹发作的时候，通常是皮肤表面首先出现一两个小红点，因为痒，用手挠，很快红点就变成团状，接着这些团就连成片，在肌肤上根据挠的走向形成一片片的凸起，这就是我们所谓的"风团"。这种风团是由于皮肤黏膜血管扩张，通透性增加而出现的一种局限性水肿。

荨麻疹的发作可能会是一两个局部的风团，也有可能是全身性的爆发，我就属后者，发作时瘙痒难耐，急躁不安，双手难敌全身风团，苦不堪言。情况更严重的，还会因为并发症出现生命危险。比如，如果过敏发生在胃肠，就可能引发呕吐、腹泻、腹痛，如果引发喉炎，则有可能因为窒息而导致死亡。所以，对急性荨麻疹不可掉以轻心。

最悲催的是，我还属于特别容易过敏的体质，有几次根本没有接触海鲜，荨麻疹也爆发了。

每个人的体质不同，过敏原也有可能不同，但急性荨麻疹发作的原因却大概就几点：身体免疫力低；频繁接触过敏原，比如一些导致过敏的食物、药物。另外，按照中医理论，荨麻疹发作的原因就是风邪外受，体内湿气重，营卫不和。所以，中医建议要"固本"，选用益气健脾的食物增强体质与免疫力。另外，还要多食用祛风利湿的食物"祛邪"，也就是清除"血热、血毒"。

荨麻疹重在预防，如果对过敏原非常敏感，就要尽量避免接触过敏原。当然，提高自己的免疫力、抗过敏力才是治标又治本的办法。良好的饮食、生活习惯，多食新鲜的蔬菜、水果，少吃辛辣（如辣椒、大蒜、胡椒等）、燥火（如各种油炸、炒货零食等）的食物，也是预防荨麻疹发作的重要途径。

一般治疗荨麻疹通常采用"内服"加"外涂"双管齐下的方法，一方面固本祛邪，另一方面止痒消肿。

紫草红枣汤	症状：过敏 材料：紫草15g，红枣15g，甘草10g 做法：将以上材料在清水中浸泡半小时，随后煎煮，水开后，文火熬煮20分钟左右。代茶饮，直到过敏症状消失为止。

知道了这个方剂后，只要身上开始有红点、风疹块出现，我就立刻熬这汤，连续喝三四次后，身体瘙痒开始减弱，风团也逐渐消散。为了预防急性荨麻疹，隔三岔五地，我也把这种汤喝上一两天。就这样，我近几年也敢偶尔吃吃海鲜，急性荨麻疹却再也没爆发过了。

这三样简单的药材，价格不贵，却能在抗过敏的同时又补脾益气。其中，紫草不仅具有凉血、活血的功效，还有极好的解毒透疹的功效，常用于治疗麻疹、湿疹、疮疡、丹毒等症。红枣除具有补脾益气、养血安神的功效外，还含有非常丰富的环磷酸腺苷，是理想的抗过敏物质。甘草除了能泻火解毒、补中益气，还有抗炎、抗过敏的作用。另外，该方剂不仅适用于过敏初期，也适合过敏体质者作为保健饮料，长期间断饮用。

小贴士

荨麻疹全身泛发、剧痒难耐时，可采用药水泡澡来消毒杀菌止痒。具体做法是：香樟木15g，红花10g，皮硝30g，盐10g，放入清水，沸腾后继续熬煮片刻，放凉后泡澡或者擦涂患处，具有比较理想的止痒功效。

清热解毒远离感冒，请喝蒲公英菊花茶 ◇◇◇◇◇◇◇◇◇◇◇◇◇

豆豆出生后，老人便告诉我："孩子千万不能捂着、热着，孩子有火就易感冒，一旦发现唇有点红、脸颊或手脚较平常稍热，就要想办法给孩子祛火了。"

我谨记老人的这句话，更遵照这句话来照顾豆豆，从来没给她穿太多，甚至宁愿凉一点，也不给她盖太厚，所以豆豆的身体一直很好，鲜少有感冒发热的时候，就算上幼儿园，病菌传染特别厉害，豆豆也很少被传染。但人食五谷杂粮，哪能一点毛病没有地顺利长大？很多时候，感冒就是一场突来的细菌，总是叫人防不胜防。

春天的时候，早晚温差大，可豆豆却嚷着去公园玩，早上穿着小棉袄出去还有点凉呢，可中午的时候，太阳晒得人心里发慌，虽然豆豆脱了外套，还是跑得满头满脸的汗。回家的时候她已经累得趴在我肩膀上睡着了，接着便开始流黄色的黏鼻涕，并伴有发热、鼻塞等症状，整个人就像霜打的茄子蔫了下来，再没有白天那股兴奋劲。此时，我没有像其他家长一样，急于给孩子喂药或打针，而是先用温热的水擦拭豆豆的脸颊和手腕等血液流通速度快的地方，以此来缓解发热的症状，然后再给豆豆煮上一碗蒲公英菊花茶。

> **蒲公英菊花茶**
>
> 效用：**清热解毒**
> 材料：干蒲公英15g，菊花10g，茶叶10g
> 做法：将所有食材研成粉末，装到事先备好的过滤袋里，每袋装大约10g，然后用沸水冲泡饮用。

豆豆服用第一杯的时候，便有些微地出汗，嘴唇的干裂和嗓子的痒疼也得到了缓解，再加上物理降温，热很快便退了下来。连饮三四天后，豆豆的感冒症状减轻了很多。之后，我给豆豆喝了两天的"小儿板蓝根"冲剂，一星期后，豆豆的感冒症状彻底消失了。

很多家长夸豆豆的出勤好，很少耽误课，问我说："你的孩子不感冒，也不请假呀？而且都没在记录上看到你给孩子带药。"

我笑说："哪能一次不感冒，但孩子不想轻易旷课，况且我也给她带药呀，但不是你们带的常见药，而是装在她水杯里的蒲公英菊花茶。"

家长质疑："茶也能治感冒？"

我点头笑："当然啊，要不怎么是食疗？咱们中医就是这点强大，只要是能入口的，没准都是药。"

蒲公英性平，味甘微苦，可清热解毒，泄火、消肿、疏风，治目赤肿痛，无论属于肝火或风热引起的感冒者，都可使用。菊花味甘，有极强的泄热力，长用于平肝阳，有很好的清热解毒的效果。二者相辅相成，清热解毒的效果更强。

小贴士

　　蒲公英有很强的催乳功效，产妇如果奶水不足，可水煎蒲公英服用。另外，蒲公英也是一种不错的纯野生蔬菜，可生吃、腌渍或打焯凉拌，还可以做成糕点、饮料、糖果以及泡酒喝。

　　菊花有极强的清热解毒功效，临床常用于热毒疮疡、红肿热痛之症，特别对于疔疮肿痛毒有良好疗效，既可内服，又可捣烂外敷。

桑叶枇杷茶，轻松搞定感冒咳嗽

表妹带九岁的女儿乐乐来家里小住时，可能是水土不服，乐乐得了一场重感冒，不停地咳嗽，特别是晚上，咳得更重，小脸涨得通红，甚至眼角都咳出眼泪，可吃了几天药也不见好。表妹说，乐乐从小到大，经常这样，上幼儿园的时候更厉害，三天两头地发热、咳嗽、流鼻涕，有时候嗓子还哑，有炎症，总得请假去输液。去医院检查，医生就说是感冒引起的，没什么其他毛病，孩子也没有其他什么症状，有时候吃这个药管用，有时候吃别的药管用，也搞不明白她这感冒是怎么回事。

我告诉表妹，感冒大致分两种，即风寒感冒、风热感冒，其中风热感冒也就是我们经常说的病毒性感冒。只有先找到引起感冒的大致原因，再对症下药，才能快速治愈。一般风寒感冒会浑身发冷，伴流清鼻涕、四肢无力等；风热感冒，就是通常说的传染性感冒，需要清热解毒。像乐乐这种咳嗽、发热、口干等症状，就属风热感冒。

表妹笑我说："哎呀，有医学知识就是不一样啊，懂得这么多，那乐乐这种情况开点什么方剂呢？"我笑笑说："桑叶枇杷茶。"

> **桑叶枇杷茶**
>
> 症状：风热感冒
>
> 材料：野菊花10g，桑叶10g
>
> 做法：将野菊花、桑叶研成粉末加水煎后，代茶饮用。三天至一周，感冒症状减轻即可停止。

乐乐把这款桑叶枇杷茶当水饮用，小丫头还挺爱喝，说我做的不是药，是饮料，并搂着我的脖子说："表舅，我要是早点来你家就好了，就不用咳嗽吃药，浪费了我那么多玩的时间。"

我指着乐乐的额头："你个小精灵，就会甜言蜜语地忽悠我。你现在怎么样啊，感觉好些没？"

乐乐蹦跳着说："好多了，不咳了，鼻子里也不干巴了，表舅你教教我妈怎么做的，回家让她做，省得我再吃那苦不拉叽的药。"

野菊花性微寒，具有疏散风热、消肿解毒的功效，能治疗疔疮痈肿、咽喉肿痛、风火赤眼、头痛眩晕等病症。桑叶能散风热和泄肺热，对外感风热、头痛、咳嗽等有良好疗效，桑叶不仅可用于风热引起的目赤、燥热，还可以清肝火，对肝火上炎引起的目赤肿痛，有很好的清毒祛火功效。

┌─ 小贴士 ─────────────────────────────────┐

　　野菊花属微寒植物，长期服用或用量过大，会伤到脾胃，故脾胃虚寒者和孕妇禁用，阳虚怕冷者慎用。桑叶洗净用沸水冲泡后，利用蒸汽熏眼睛，可以明目去干涩，有很好的保健功效。

└──┘

冻疮来袭？古方驱寒汤，轻松搞定 ◇◇◇◇◇◇◇◇◇◇◇◇◇◇◇◇◇◇◇

　　最近库房去的勤，我和时常来收废品的李大爷有了接触。李大爷老家是安徽的，带着儿子和儿媳妇来我们这边打工，儿子和儿媳妇都在工厂上班，没办法带儿子虎子，只好让李大爷带着。李大爷每次过来的时候，五岁的小虎子都安静地坐在车子上，给他几块糖他就笑眯眯的。

　　眼看着都快三九天了，李大爷和小虎子却穿得都有些单薄，小虎子的脸上还有暗紫红色隆起水肿性斑块或硬结，边缘鲜红色，中间却是青紫色。看那大疙瘩表面紧绷着还有亮光，我用手摸摸，却冰凉冰凉的，我当时就对李大爷说："李大爷，小虎子这是得了冻疮啊，你回去给他买点药膏擦擦吧。"李大爷说："这孩子来这边两年了，两年都得了这玩意。等一会儿我去药房给他买点药膏擦擦。"

　　也就过了半个月时间，我再看见小虎子时吓了一跳，小虎子那脸上的疙瘩表面形成了水疱，还伴有黄色的脓血从疱里流出，明显是疱破后形成的糜烂和溃疡。天啊，虎头虎脑的一个孩子，现在仔细一看，手指、手背、脚跟、面颊、耳廓等几乎都是大小不一的冻疮，我急忙提醒李大爷："这可不能开玩笑啊，如果冻疮不治好，会在下一个冬天复发，这孩子多难受呀！"

　　李大爷却并没怎么重视，一个劲儿地说："农村孩子，没那么娇贵，开了春就都好了。"

　　回家和妻子说起这件事，心里挺酸的，我们家豆豆不说养尊处优吧，可是和小虎子一比，却是幸福得赛过在天堂。妻子听了也直叹气。

冻疮是由于气候寒冷、潮湿引起局部血管痉挛、淤血造成的，是冬天的常见病，儿童、妇女及老年人是冻疮高发人群。冻疮一旦发生，在寒冷季节里常较难快速治愈，要等天气转暖后才会逐渐结痂愈合。要想减少冻疮的发生，关键在于入冬前就开始预防。我想了又想站起身说："小虎子的情况，现在预防已经来不及了。我去翻翻书，我记得有一道古方，对治疗冻疮效果很不错。明天做好了给小虎子带去吧。"

驱寒汤

症状：冻疮

材料：当归30g，桂枝15g，赤芍12g，细辛3g，通草15g，大枣、甘草各10g

做法：先把桂枝去皮、大枣去核后，再把所有材料一起倒入锅中，加入适量清水小火慢煮10分钟后，关火饮用即可。一周2剂，连续服用1个月。

其实初看此方，我有些愣住，这通草不是给妇人下奶用的吗？还有大枣，是用来补血的，这能行吗？悉心查证研究之后，我心里有了答案。

当归有增强免疫力的功效，而且还通筋活络抗氧化，在治疗痈疽疮疡上有奇效。桂枝是治愈风寒表证、寒湿痹痛的首选良药。赤芍具有活血散淤、解表散寒、祛风止痛的功效。通草不仅仅适用于下奶，还有着清热利尿的疗效，能益气生津。解药毒是大枣的又一功能。甘草在这古方中，也起到了举足轻重的作用，用它来清热解毒、缓急止痛、调和诸药。这些加在一起，才是这道方剂的成功之本。

小贴士

使用当归一定要注意剂量，千万不可在方剂中过量使用。

但凡体征已经出现高热症状者，不可服食桂枝，以免病情加重。

腹泻如水，别忘了姜柚止泻茶 ◇◇◇◇◇◇◇◇◇◇◇◇◇◇◇◇◇◇◇

夏天的时候，天气暴热，工作又忙得焦头烂额，我正满头满脸汗地奋斗时，同事小末皱着眉头昏昏欲睡，手里的笔掉到了地上她才醒。她低头捡笔的时候，笔还没捡起来，就冲向了卫生间。

过了好一会儿，小末捂着肚子，并且脸色煞白，有气无力地说："哥，我拉肚子了，一点力气都没有，手脚都软了，受不了了。"

我问小末："大便什么样呀？"

小末低头不好意思地说："像水一样呀，而且都不成形，还带着一股酸腐臭味。"

我问她："吃了什么凉的或刺激性的东西没有？"

小末想了一下说："昨晚在夜市吃了几个烤串和一碗带冰渣的冷面。"

我告诉她："这是典型的腹泻如水，通常伴有腹痛、恶心、头晕、乏力甚至是呕吐。如果不是炎症所致，通常是因为吃了不卫生的东西或过于冰冷的食物，才会造成消化系统功能紊乱，引起肠胃不适的。"

我让她先用热水袋敷一下肚子，缓解一下胃肠的寒凉，然后再给她开个方子，三天就能痊愈。

话没说完，小末又冲向了厕所。我摇摇头，怪小末不爱惜自己的脾胃，贪嘴乱吃，却把身体给吃坏了。随手拿出纸笔，写了一个方子。

姜柚止泻茶	
	症状：腹泻
	材料：老柚壳9g，细茶叶6g，生姜2小片
	做法：先将老柚壳和细茶叶研成粉末，再把生姜加水煎煮后，用姜汤送服研好的粉末。不限时间和次数。

小末问我："什么是老柚壳？"我告诉她，就是柚子皮。

她第一次服下后，便说感觉肚子热乎了，不再那么凉丝丝地疼，连服两天后，大便恢复了正常。小末问我说："看似平常的柚子皮和生姜、细茶叶，为什么组合在一起有如此强大的药效呢？"我耐心细致地说给小末听。

腹泻如水，通常是受了寒凉、湿邪之气，或食用过冷食物造成的。老柚壳性平，味甘并带有苦味，适宜温中理泻、化脘消食、烷腹冷痛，还可以抗菌消炎。茶叶能利湿，敛腹止泻。生姜性温、味辛，能温中散寒。三者融为一体，相辅相成，将彼此的功效全部发挥出来，当然强大啦。

小贴士

喝姜柚止泻茶时，忌生冷食物、鱼类、猪油一周。患儿服用时，还可水煎服后喝上面的清液。

利咽清音的首选，清润知音汤 ◇◇◇◇◇◇◇◇◇◇◇◇◇◇◇◇◇◇

也许是我的为人过分热心，我富有中医知识的名头算是被彻底弘扬出去了。这不，豆豆的老师竟然找到了我头上。

我接了豆豆放学，刚走出没几步，豆豆的老师在后面喊我，有些腼腆地说："豆豆家长，有件事想麻烦你。"我急忙说："您请讲，只要我能帮上忙。"

老师有些不好意思地说："咱们这里的气候你也知道，到了秋冬季气候干燥，我原本就有慢性咽炎，到了这个季节就会反复发作。现在你听我说话，不仅声音嘶哑，我这嗓子和咽喉也干痒得厉害，总像是有痰咳不出。其实这些事是不该麻烦你们家长的，不过我听几个同学的家长说，她们吃了你给的方剂，效果都特别好，我也是怕影响了讲课，就想跟你咨询一下，你看看有没有什么适合我吃的方剂啊？"

"有的有的。"我忙不迭地回答。咽炎嘛，毕竟是小事，不过我还是庆幸没敢当时就说几个小方子，而是承诺她回去仔细想想。

首先要了解咽炎的成因，才能找出最佳的解决方法。慢性咽喉炎是属于中医"慢喉喑"、"久喑"等范畴的疾病，中医认为，"喉需液养，咽赖津濡"，说明慢性咽炎、咽干症状与津液生成规律关系密切。津液来源于饮食水谷，运化散精于脾，宣发肃降于肺，若肺无以宣发、失养，则发咽喉干燥、干咳，继而引发慢性咽炎。然而，还有一种咽炎是和肾脏不调有着直接的关系。

拿起电话又咨询了老师的情况后，我判断其症状是属于第一种，只要找出合适的方剂，发挥滋阴敛肺、利咽清音的功效，那么老师的这些问题自然就可迎刃而解。

清润知音汤

功效：利咽清音

材料：猪排、猪瘦肉各200g，柿饼5g，蜜枣4粒

做法：将猪排和猪瘦肉首先过油煎炒，然后添汤，待汤沸腾后，捞出猪排和猪瘦肉倒进汤锅中，将蜜枣和柿饼放入煮排骨的开水中，继续煮至沸腾捞出，再倒入糖罐中，小火煮一个半小时，盐和味精依照个人口味适量添加即可。

第二天，豆豆的老师看着方剂单子问我："豆豆家长，怎么开出来的方剂都是些鸡爪子和猪排骨啊？"

我笑笑说："猪排、猪瘦肉有补肾养血、滋阴润燥的功效；柿饼润肺生津，清热解渴，用做零食美味可口，用来入药效果更佳；蜜枣益气生津，补血利咽，一直是滋阴敛肺、利咽清音的首选。所以这个方剂看起来像食谱，却有着十足十的药效。"

┌─ 小贴士 ─────────────────────────────────
│　　身体肥胖、痰湿壅盛的人不能常服此汤，因为有留邪之弊。
└───────────────────────────────────────

鼻炎流涕，试试辛夷猪肺汤 ◇◇◇◇◇◇◇◇◇◇◇◇◇◇◇◇◇◇◇◇◇◇

　　豆豆妈妈最近有了新名字，我们大家都喊她"纸巾粉碎机"。前些天她出差的时候，赶上了突然降温，衣服又没带够，自打回来就开始咳嗽、流鼻涕，家里的纸巾都快被她用光了。

　　尤其这两天更厉害，她自己都说："我不会就此得了鼻炎吧？怎么鼻子还不通气，喘气都费劲？"

　　我也怕她再因为感冒而转成了慢性鼻炎，一个劲儿地催她去医院看看，不行就挂水试试。

　　可最近豆豆妈妈工作太忙，怎么也抽不出时间来，我干脆一大早去了早市。豆豆妈妈看到我在厨房忙忙碌碌，好奇地探进头来："大冷天的，你起那么早干什么？"我说："我去买了个猪肺，用辛夷花炖了做点药膳，你这是风寒犯肺，肺气不利所致的鼻塞不通，流脓鼻涕！"

　　风寒犯肺、肺气不利，在中医理论上讲，就是风寒外邪侵袭肺卫，致使肺卫失宣而成。肺专管呼吸，外合皮毛，风寒外感，最容易就伤害到肺。肺气被制约，导致肺气上逆，就会发生咳嗽、气喘、肺津不布；聚成痰液，随肺气上行，就会咯痰，痰色白呈现水样。鼻为肺窍，肺气失宣，鼻咽不利，则鼻塞、流清涕。

　　详细解释一番后，我又说："这种原因引起的感冒咳嗽，最适合吃这道方剂，我们大家都跟着喝一碗，也有预防效果的。"

辛夷猪肺汤	症状：鼻炎流涕 材料：辛夷花10g，猪肺1只，生姜3片，食盐适量 做法：将猪肺洗净，切片，在开水中氽烫，捞出，放入汤锅中，再将辛夷花、生姜悉数倒入汤锅，大火煮开后，小火炖至猪肺软烂，加入食盐调味即可。

在古籍《随息居饮食谱》中，古人曾经说过，猪的内脏尽量少食用，但是，入药则不同，一旦五脏哪个部位出现问题，用猪的内脏来做方剂，反而是非常适合的，尤其是这辛夷花配猪肺，更是精妙的搭配。

辛夷花味辛、性温，有散风寒、通鼻窍等功效，做成药膳可宣肺通窍，有效缓解风寒犯肺、肺气不利所致的鼻塞不通、流浊涕及鼻渊等病症。猪肺味甘、性平，入肺经，有补虚、止咳、止血之功效，可用于治疗肺虚咳嗽、久咳咯血等症。

小贴士

清洗猪肺：将猪肺管套在水龙头上，充满水后再倒出，反复几次便可冲洗干净。然后把它倒入锅中烧开，浸出肺管内的残物，再洗一遍，另换水煮至酥烂即可。

熬夜必备，草决明兔肝汤 ◇◇◇◇◇◇◇◇◇◇◇◇◇◇◇◇◇◇◇◇◇◇

豆豆妈妈最近工作繁忙，经常熬夜，目不转睛地盯着电脑一看一天几乎成了常态，都累成这样了，却依旧在晚餐桌上笑话别人："哎，就我们公司那小张，比我还年轻三岁，这才加班几天啊，昨晚就告饶了，说是自己头晕眼花，眼睛又干又涩，看什么都快重影了。你看看我，身体棒吧。"

我笑道："这有什么可炫耀的，你怎么不说说我天天给你准备的是什么汤？""啊？"她惊讶地问，"你给我又弄什么千奇百怪的东西吃了？可别吓我啊。"

我吃好了饭，慢条斯理地讲开了肝脏知识。无论是在中医还是西医理论中，肝脏都是人体最重要的器官之一，担负着消化、解毒、分泌、吸收等多种功能。现在的白领一族经常熬夜，一天天地对着电脑，最容易受损的其实就是肝脏。而肝脏一旦损伤，身体内的毒素就会积聚，无法排出，最后引发各种疾病。为了自己的身体健康，年轻人其实应该避免熬夜，尽量别让肝脏受伤。

豆豆妈妈有些不服气地说："大道理谁不知道，可有的时候也是没有办法的事嘛。"我说："既然都知道，那我怎么没听你说想个好办法，能让肝脏、眼睛少受点伤害啊？"豆豆妈妈跑到我身边，搂着我说："我还用问吗？我就知道老公什么都能给我准备好。要不，你把你那剂贡献出来，我拿到公司让大家伙在熬夜的时候都吃吃看？"

我有些无奈地点点头："其实也没什么大不了的，就是一个古方，很简单。"

草决明兔肝汤

功效：养肝护肝

材料：兔肝1～2副，草决明10～12g

做法：将兔肝洗净余水，放入汤锅中与草决明同煮，大火烧开后，转小火慢炖，直至兔肝软烂为止，然后在汤中加入少许盐调味即可。

豆豆妈妈听说她每天晚上喝的那一小碗是兔肝汤吓了一跳，她觉得兔肝也不太好买，就问可不可以用鸡肝、猪肝之类的代替。我只好又对她科普起了中医中药理论。

兔科动物、蒙古兔或家兔等的肝，可入药，主要作用为补肝、明目，治肝虚眩晕、目暗昏糊、目翳、目痛。草决明有清热明目、润肠通便的功效，主要治疗目赤涩痛、羞明多泪、头痛眩晕、目暗不明、大便秘结。据《古方饮食疗法》记载：草决明兔肝汤补肝养血，清肝明目。

调养肝血虚谁最强？枸杞花生凤爪汤 ◇◇◇◇◇◇◇◇◇◇◇◇◇◇

　　别看我们科护士长是个女人，可做事说话简直和男人无异。不过，这个雷厉风行的"女汉子"，最近却有些异常。

　　首先是她居然戴上了眼镜，再有就是一直是工作狂的她，现在竟然每隔一两个小时，就跟抽风了似地在屋子里转来转去。我们大伙都胡乱猜测的时候，她居然主动找我来了。

　　"你看我最近脸色怎么样？"护士长小声问我。

　　我看了看，确实不怎么样。她脸色惨白，没有光泽不说，那种白也是一种很病态的颜色，我小声地说出了自己的判断。

　　护士长点点头说："能不能麻烦你帮我看看，我这到底是怎么了？"

　　我忙问她还有什么症状。

　　她看看四周，小声说："我最近总是眩晕、耳鸣，晚上睡眠也不好，多梦，尤其这视力还减退了，你没看我都戴上眼镜了？对了，还有啊，我这四肢坐的时间长了也麻，我坐一会儿就起来走走，可还是感觉不对劲，关节好像都僵硬了。"

　　我急忙点头，在本子上简单记录着。护士长不好意思地补充着："我最近也月经稀少，颜色特别浅，是不是这些都互相有些关联啊？"

　　我写完后，看着护士长："没有了吧？"她张开手掌说："再有就是我这指甲总断，刚修剪的指甲，碰了一下就断了。这到底是缺什么啊？"

　　我皱着眉头说："这是最典型的肝血虚的症状啊。"

"啊，肝还能血虚？"她问。

我解释说："中医典籍《血证论·吐血》上写'肝为藏血之脏'。肝脏健康，我们全身的血液才得以运行周身。我们身体里的冲、任、带三个脉向，是统领这些血液的首领。在血细胞中，但凡血液的运输及生化，都需要肝发挥功能。所以，但凡血气亏损，想要进行补血，必须首先以补肝为主。肝血虚大多是几个原因造成：脾胃亏虚，生化之源不足；身体里有慢性疾病，耗伤肝血；某种原因的失血过多也会造成肝血虚。"

护士长赶紧问我："那我应该吃点什么呢？"

"我有一剂方子，拿纸笔记录吧。"我说。

枸杞花生凤爪汤

症状：肝血虚

材料：凤爪4对，陈皮3g，花生30g，红枣10g，枸杞20g

做法：将洗净剥皮去掉指尖的凤爪放入汤锅中，将陈皮、花生、红枣、枸杞也都依次放入锅中（枸杞在做方剂之前用水浸泡半个小时），将这些食材大火烧开后，小火慢炖两个小时，根据自己的口味放入盐和味精即可。

护士长一听凤爪枸杞，当时就乐了："小李，你开的这个方剂，有点不搭啊，鸡爪子还要搭配上这些中药，那不是变味了嘛？"我只好给她讲解其中的中医道理。

凤爪有补益五脏、治脾胃虚弱的作用；陈皮具备理气健脾、燥湿化痰的功效。花生用来润肺和胃最为理想，而且作为滋补五脏的方剂，花生可以随意搭配，让味道更醇厚香浓；红枣补脾胃，益气血，并有安神助眠的功效；枸杞能强腰膝、祛风湿，主治肾虚腰痛。

补血传奇，猪皮枸杞红枣汤 ◇◇◇◇◇◇◇◇◇◇◇◇◇◇◇

　　邻居王大娘家的小孙子去了幼儿园，王大娘来我家找妻子聊天，长吁一口气说："这下子我可算熬出头了，这三年可把我累坏了。"妻子刚想安慰她几句，王大娘腾地起身就往外跑："坏了坏了，答应儿媳妇陪她去医院，我差点给忘喽。"

　　没过几天，王大娘又来了，一脸的愁云惨雾。多年的老邻居了，妻子很是关心，上前询问。原来，王大娘的儿媳妇自从生完孩子，这都三年了，不知道落下了什么毛病，总是头晕眼花、心慌心悸的，前些日子，在公司因为头晕都摔倒了。王大娘特意陪着去了医院，做了CT、磁共振，可医生说了，一切都很正常。

　　王大娘临走的时候，我叮嘱她："晚上让你儿媳妇过来，找豆豆妈妈聊聊天，散散心。"晚上王大娘的儿媳妇还真来了，她也是个性格开朗的人，嘻嘻哈哈的，说了一会儿，她急忙扶着头说："不能聊了，我得回家躺躺，头晕得厉害。"

　　我送她离开时，递给她一张纸："把这方剂给王大娘，让她按照这上面的做，吃上几个月，你的毛病准好。"

　　其实白天，我刚听王大娘说完就觉得她儿媳妇可能是血虚，晚上再看到她面色萎黄，嘴唇及指甲苍白，我更加断定是血虚证无疑。

　　在中医理论中，所谓血虚证是指血液亏虚、脏腑百脉失养，所表现的全身虚弱性的症状。形成血虚证的原因很多，有因为先天体质不足的，有后天失养、脾胃虚弱、生化乏源造成的，有各种急性出血引起的，有久病不愈、伤气耗血所致，也有思虑过度、暗耗阴血或淤血阻络、新血不生导致的，甚至有的肠道寄生虫也能引起这种症状，而王大娘的儿媳妇肯定是产子带来的麻烦。

猪皮枸杞红枣汤

功效：补血

材料：生姜片5g，红枣20枚，猪皮100g，枸杞30g

做法：将生猪皮先在开水中余过，然后切成条状或者小块，与生姜、红枣、枸杞一同放入汤锅中熬煮，大火烧开后，转小火慢炖，等到猪皮软烂即可食用，一般大约需要一个小时。

第二天一大早，王大娘就来敲我家房门，对着我说："小李，你给我弄这个方子我感激你。我听豆豆妈说了，你是想给我儿媳妇补血，可这上面怎么还有猪皮啊？还有就是那生姜不是感冒时候熬姜糖水用的吗？怎么你也给用这里了啊？"我给王大娘解释了一番，王大娘才释然而归。

生姜片有发汗、散寒、止呕、解毒的作用。红枣可以调补气血、安神补虚，用来补血最是大佳。猪皮具有解药毒、滑肌肤的神奇功效，尤其在祛寒热方面，有着不可替代的重要性。枸杞的补肾益精效果在这道方剂里也发挥着神奇的作用。

小贴士

这道方剂里的猪皮在烹制过程中，一定要剃净猪皮上附着的脂肪，否则会使方剂油腻很难入口。

灯心竹叶茶，失眠多梦全赶跑 ◇◇◇◇◇◇◇◇◇◇◇◇◇◇◇◇◇◇

俗话说"闭目养神"，可见，睡眠是缓解疲劳、补充体力、恢复脏器功能最主要的途径。不论年纪大小、身体怎样，睡眠都至关重要。

可我妈妈最近总是失眠，并多梦。有的时候明明听见她的呼噜声，轻手轻脚地不敢弄出声音影响她，可她却突然睁开眼睛说自己根本没睡着；而有的时候，她自己明明还闭着眼睛跟你说话，却说自己做梦了。

爸爸开玩笑说："你妈这是闭着眼睛比睁着眼睛还能耐，睡觉、唠嗑两不耽误。"

可妈妈却说，她整夜整夜都睡不着，白天困得都心烦，就连她最疼爱的豆豆也常受到她指责，更厉害的时候，还会把我、豆豆、爸爸一起赶出家门，想自己清静会儿。据妈妈说，她倒在床上，只听到耳边的嗡嗡声，眼睛睁不动，却无论如何也睡不着。

刚开始的时候，我以为这是心理作用，怪妈妈心事太多、太复杂，导致心理压力过大，便经常安慰她、照顾她、陪伴她，以缓解她的压力和紧张情绪。可这种心理疗法丝毫不见效果不说，还惹得妈妈更心烦，脾气更暴躁。

渐渐地，我意识到是妈妈的身体出了问题。人年纪大了，也就没那么多觉了，再说人老了以后，行动缓慢，血液流动也受了影响，像脑供血不足、高血压、神经衰弱等都会造成失眠多梦。我立即给妈妈开了一个方子，专治失眠、多梦、心烦气躁，并且纯中草药，无毒无害，可以长期饮用。

灯心竹叶茶

症状：失眠多梦

材料：灯心草5g，鲜竹叶30g

做法：将两味中药放保温杯内，用沸水冲泡后，盖盖闷上15～20分钟，然后代茶频饮。睡前1小时，再按原量冲泡，代茶饮用。

饮用一段时间后，妈妈来家里看豆豆，我打听她的睡眠情况。妈妈拉着我的手说："喝了你的灯心竹叶茶后，这嘴也不像原来那么干了，口腔溃疡也好了很多，最主要的是也能睡着觉了，而且很少做梦，整个人都有精神了。我在百度上搜索了一下灯心草和鲜竹叶，才知道，这两种药材是专治失眠多梦的。"

灯心草属多年生草本植物，可清心降火、利尿通淋，临床多用于改善心烦不寐、失眠等症。鲜竹叶为禾本科植物，性寒、味淡，入心、胃经，临床多用于热病烦躁、口渴、口舌生疮以及小便黄赤短少、淋痛等症。二者搭配，既清心降火，又镇静安神，能大大提高睡眠质量，而且价格便宜，没有副作用，可以长期放心服用。

小贴士

1. 虚寒者慎服。2. 中寒小便不禁者勿服。3. 气虚小便不禁者忌服。4. 下焦虚寒、小便不禁者禁服。

乳房胀痛难以说出的痛，玫瑰金橘茶解隐忧

豆豆妈妈生完豆豆后，乳房胀痛得厉害不说，更是喜怒无常，甚至夜里盗汗、上不来气，脸色也难看，好像每天都站在仙人掌上，扎得别人疼痛难忍，自己更是苦不堪言。

我看在眼里疼在心里，悄悄地将她杯子里的水换成了一种有淡淡的玫瑰和金橘香味的热水。

玫瑰金橘茶

症状：乳房胀痛

材料：玫瑰花6g，金橘饼半块

做法：先将玫瑰花从花蒂处剪下，花瓣撕成片，洗净晾干，与切碎的金橘饼同放时放入杯中，用刚煮沸的水冲泡，杯盖拧紧后，闷放15分钟即成。当茶经常饮用，一般可冲泡3~5次，玫瑰花瓣、金橘饼也可一并嚼服，当日吃完。每天一剂，连服七天。

一周后，妻子自言心情没那么烦躁了，皮肤也光滑细腻了好多，乳房也不再胀痛了。她拥着我，问我给她的水里加了什么，我笑说，那就是一款理气止痛的玫瑰金橘茶，主要适用于经前期乳房胀痛，喜叹息、易动怒，或郁郁不欢、舌苔薄、脉弦，皮肤粗糙、贫血患者、体质虚弱者。

玫瑰花味甘微苦、性微温，归肝、脾、胃经，清而不浊，和而不猛，柔肝醒胃，疏气活血。金橘属绿色食品，其色泽明亮金黄，味道甘甜，具有消食下气、开膈醒酒、通窍化痰、镇咳散寒之功效，并含有丰富的维生素、糖类化合物、有机酸、金橘甙及矿物质等营养成分。它可作为制作其他副食品的原料，也是家中常备的果中上品，更可作为治疗感冒咳嗽的辅助药物。

小贴士

阴虚有火者勿用。感冒初起，用少许金橘饼加葱泡水喝，有良好的驱寒、发表治疗作用；炎热的夏天，用少许金橘饼煮粥喝，还能解暑止渴。

腰膝酸软，就喝杞杜鹧鸪汤

这几天在单位连连加班，累得要死。医院职工小丁更是无精打采，每十多分钟就离开椅子在地上晃来晃去，还不时地捶打腰和后背。

护士长从格子间里出来，敲打她的头："都忙成这样了，还有空健身！

赶紧干活去，忙完了我请大家去汗蒸。"

小丁歪着脖子喊："大姐，我哪是偷懒健身啊。我这几个月也不知道怎么了，总是腰膝酸软，后背还疼得厉害，这又加班加点，都快熬不住了。"

护士长指着我说："那还不快让懂中医的人给你开个方子赶紧治好喽，省得影响工作又受罪。"

小丁走过来笑说："哥，有啥方子没？"

我问小丁还有什么症状，小丁想了一下说："出汗，特别是夜里，盖上被子热得不行，不盖被子又冷得够呛，而且总是汗不离身。"

我分析说："你可能是脚或腰着凉了，也可能是肾虚引起的，你回家做几次杞杜鹧鸪汤喝喝试试吧。"

杞杜鹧鸪汤

症状：腰膝酸软

材料：鹧鸪一只，枸杞15g，杜仲10g，葱、姜、盐、料酒各适量

做法：鹧鸪洗净切块，用开水焯煮5分钟后捞出备用。将枸杞、杜仲以及葱、姜、盐和料酒一起放入锅中煸炒后，加入高汤和鹧鸪块，调大火烧开煮沸，再调文火慢炖一个半小时后，即可盛出食用。

小丁看着方剂，惊讶地说："这都是什么东东？我都没听过。"

我笑着告诉小丁这款汤的药效和作用。

鹧鸪味甘、性温，入脾、胃、心经，能利五脏、开胃、益心神、补中。枸杞性平、味甘，具有养肝、滋肾、润肺的功效，还可以补虚益精、清热明目，是中国名贵滋补药材。杜仲味甘、性温，归肝、肾、胃经，可以补益肝肾、强筋壮骨、调理冲任、固经安胎，治疗肾阳虚引起的腰腿痛或酸软无力。杜仲含有大量的蛋白质，并含有锌、铜、铁等微量元素，及钙、磷、钾、镁等宏量元素，具有清除体内垃圾、加强人体细胞物质代谢、防止肌肉骨骼老化、平衡人体血压、分解体内胆固醇、降低体内脂肪、恢复血管弹性、利尿清热、广谱抗菌的作用。此汤可固本生精、强筋壮骨、补益肝肾，

对肾虚引起的腰膝酸软效果显著。

┌─ 小贴士 ─────────────────────────────────

　　鹧鸪不能与蛇皮、元参同食；肾虚火炽者不宜食用；内热或精血燥者禁用。

└──

中老年人降血压降血脂，不妨常喝玉米汤 ◇◇◇◇◇◇◇◇

　　本来说好中秋节去叔叔家吃团圆饭的，可中秋前一晚，婶婶却来电话说："你叔叔血压高又犯了，头晕、迷糊、恶心，自己还说血管一蹦一蹦的，像要跳出来一样。你们明天先别来了，等你叔叔好了我再联系你们来聚聚。"

　　我急问叔叔要不要紧，婶婶说："老毛病了，中老年人常见的三高症，而且他饮食还不注意，特别爱吃猪肉和五香瓜子，又腻又咸的，血压能不高嘛。"

　　我安慰婶婶："多照顾一下吧，回头我看看，有什么方法可以防治血压和血脂增高，然后我给你打电话。"

　　我家里做菜一直都比较清淡，哪怕是过年过节，也以健康饮食为主，从来不大鱼大肉，就算偶尔吃些鱼、肉类，也是以滋补为主。饭桌上，妻子说叔叔要是顿顿吃这样的饭菜，估计也不会得三高症。我说："这高血压、高血脂，也是常说的富贵病，主要是长期饮食习惯不当引起的，比如常吃油腻食品，或喝含糖类、脂类、醇类过多的饮料，同时又没有合理的运动促进脂、醇类的代谢，导致体内脂类醇类物质逐渐增多，掺杂在血液中排不出去，又和体内游离的矿物质离子结合，形成血栓。同时血栓越来越多，使血管直径缩小。心脏为了保持足够的供血量，就增加血压，造成高血压疾病。"

　　饭后我想了想，既然是饮食不当引起的，那是不是也有一些食材可以调理一下血压，让它降下来？

最简单、最经济的方法，就是喝玉米汤了。

玉米汤

功效：**降血压降血脂**

材料：**玉米面30g，刺梨15g**

做法：**以上二者加水煎汤服，代茶饮用。**

拿起方剂，我急忙打电话给婶婶，婶婶说："我这就买玉米面去，给你叔叔做。赶紧把他的血压降下来，太吓人了。"

我笑着劝婶婶："神丹妙药也没这么快啊，总得经常食用，循序渐进，才能有疗效。"

半个月后，我才抽出时间去看叔叔。他的血压好多了，而且在婶婶的严厉监督下，每天早上都喝玉米汤。叔叔偷偷地私下问我："你这玉米汤真的有效吗？我天天这么喝，要是不管用，我都对不起我的五脏庙。"

我笑说："当然管用了，你别小看玉米，它也是中药。"

玉米味甘、性平，入脾、胃经，含蛋白质、脂肪、淀粉、钙、磷、铁、维生素B_1、维生素B_2、维生素B_{12}、烟酸、泛酸、胡萝卜素、槲皮素等成分，具有调中健胃、利尿通淋的作用，适于脾胃不健、食欲不振、饮食减少、水湿停滞、小便不利或水肿者，并有清热泻火、防暑降温的功效。现代医学证明，玉米油富含不饱和脂肪酸，是胆固醇吸收的抑制剂，能降低血浆胆固醇，防治高脂血症、高血压、冠心病，而且易消化、促肠动，特别适合高血压、高血脂的中老年人。刺梨味甘、酸微涩，性凉，有健胃、消食、滋补、止泻的功效。特别是刺梨富含的超氧化物歧化酶，是国际公认具有抗衰老、防癌作用的活性物质，还具有抗病毒、抗辐射的作用，在心血管、消化系统和各种肿瘤疾病防治方面，应用十分广泛。此外，刺梨中的维生素C含量极高，是当前水果中最高的，有"维生素C之王"的美称。

┌─ 小贴士 ───

　　食用玉米，百无禁忌，任何人都可食用，但在挑选玉米时，要尽量选择一些颗粒饱满、色泽清浅的，以保证玉米的新鲜无化学添加剂。此外，也可以将玉米面只用清水煮至黏稠食用，对便秘者疗效显著。

└──

药饭药粥，
吃出力气更要吃出健康

鸡肉栗子糯米饭☞脾虚无力　　归参鸡盖浇饭☞养气补血

荷叶凤脯饭☞解暑补益　　　　猪肚饭☞小儿疳积

六味牛肉饭☞虚寒胃痛　　　　羊肉菜饭☞体弱怕冷腰膝软

山药玉鸽饭☞生津　　　　　　姜汁鳝鱼饭☞风湿痹痛

葱姜饭☞风寒感冒　　　　　　杏仁百合饭☞慢性支气管炎

黄芪补血饭☞贫血　　　　　　人参粥☞怠倦乏力

荷叶粥☞降血压减血脂　　　　菱粉粥☞慢性腹泻

酸枣仁粥☞自汗盗汗　　　　　王不留行鲤鱼粥☞催乳

安神粥☞慢性胃炎　　　　　　糯米阿胶粥☞月经过少

当归杜仲鲈鱼汤☞脾虚水肿　　山药奶肉羹☞秋冬滋补

牛奶粥☞营养早餐

脾虚无力，请吃鸡肉栗子糯米饭 ◇◇◇◇◇◇◇◇◇◇◇◇◇◇◇◇

多年不见的大学同学聚会，回忆起往昔的青葱岁月，大家都无限唏嘘。不知道是谁把矛头突然对准了我们班里一个人缘很好的大姐，大家七嘴八舌地就说开了。这个说："没想到当初最不起眼、节俭朴素的大姐，现在竟然成了风姿绰约的时尚丽人。"那个讲："大姐嫁得也好啊，婆婆疼，老公爱的。"更有女同学表示："还别说，咱大姐的肚子也争气，老公家世代单传，她给人生了个大胖小子，那还不母凭子贵啊？"众人的戏谑让大姐的脸都红了。不过，我却觉得大姐的脸色不太好看，有些暗沉偏黄。

我起身去拿纸巾的时候，大姐突然喊我，说是要和我一起去。走到没人的地方，大姐小声嘀咕："我这一年也不知道怎么了，经期延长了很多，还动不动就头晕眼花的。"我关心地问她："去医院看了吗？"她说："看了，可检查后也没什么问题啊。"我笑了："如果医生要说你没什么器质性的病变，那你不如听我的，我来帮你想个办法。"大姐急忙问我："应该怎么做啊？"我立即在前台找来纸笔，将食疗方剂写了下来。

鸡肉栗子糯米饭	症状：**脾虚无力**
	材料：鸡肉 200g，栗子 200g，糯米 250g
	做法：鸡肉切小块，栗子剥壳，糯米洗净，一起放蒸钵内加水适量，隔水蒸熟。

大姐吃了一段时间后，打电话给我，大声地说："哎呀，你给我的那个方子确实很管用啊，为什么那么简单的食材会有这么强的疗效呢？"我立即耐心地给大姐解释。

原来，脾在身体里原本就起到运输水液的作用，而中医理论上讲，脾主升清，一旦脾虚，人身体里的清气自然就会下降，随之就会出现神疲乏力、头晕目眩、月经过多、口淡无味，严重者甚至会肌肉松弛、四肢萎废。不过，中年生育过后的妇女脾虚无力也属于正常，不必太过恐慌。针对这种状况，这道鸡肉粒子糯米饭也大有讲究。

栗子本身就具有养胃健脾、补肾强筋的功效，糯米更是将健脾、滋补、补中益气的作用发挥到了极致，两者搭配，就是一款健脾良方。鸡肉不但味美，还有提高人体免疫力的作用，尤其在补身体虚损上，鸡肉简直就是妙不可言的一味食材。这三者搭配而成的药饭，可以说是脾虚无力者的福音。

小贴士

糯米性质黏腻，不易消化，因此，在进食过多油腻食物之后，应该暂时避免食用这道方剂。体重过重或患有高血压、糖尿病的脾虚患者，也不宜食用这道药饭。

常吃归参鸡盖浇饭，养气补血告别虚弱

自从我成了食疗养生的受益者，自然而然地，每当煮饭做粥之时，总是喜欢先考虑一下家人最近的身体状况。我总是将中医理论运用到饮食中，争取做到"有病治疗，无病强身"。

一天，姐姐、姐夫全家来我家吃饭，饭桌上，姐姐一个劲地打量妻子。妻子打趣她："没见过我啊？这么看个不停。"

一贯伶牙俐齿的姐姐突然语塞起来。吃过饭，我正在刷碗，姐姐走了过来，在我耳边小声说："豆豆妈妈最近吃了什么啊？怎么看起来气色那么好？"简简单单的几句话，姐姐竟然说得断断续续。我纳闷地问："你这是怎么了？听你说话，怎么感觉像是气息不足啊？"姐姐拉着我来到卧室，没等说话，她就掉起了眼泪。

原来姐姐最近一直心悸、失眠，每天清晨起床都能看到枕头上脱落的大

量头发，姐姐用手拨开头发给我看："你看看，再掉下去，你姐和三毛也差不了多少了。"尤其让姐姐心烦的是小便淋漓不畅，小腹坠疼，姐姐叹息着说："我都不知道我这到底是怎么了，你说我去看个病吧，都不知道该挂哪个科。"

我总认为肯定不会有无缘无故的病，于是小心地问询："姐啊，你回忆一下，你是不是做了什么损伤身体的事情？要么就是遇到了什么心烦的事？"姐姐一听，眼圈都红了，原来，姐姐前一阵子因为意外怀孕，流产了一个孩子，姐夫又遭遇工作变动，颇为波折，姐姐跟着操劳了不短的时间。从那以后，她的身体就开始不舒服，一直到现在。

听她这么一说，我就明白了，随即向姐姐推荐了归参鸡盖浇饭。姐姐一听，很是怀疑地说："什么？吃盖浇饭就能治病？"我笑着说："不是所有盖浇饭都能治病，得看你用的是什么食材。"

归参鸡盖浇饭

功效：养气补血

材料：当归6g，党参10g，鸡肉100g，粳米饭150g，盐、料酒、味精适量

做法：当归、党参洗净，切片，用纱布包好放入锅内，加水适量，煎煮浓汁。鸡肉洗净切片。起锅油，放鸡肉片，加调料煸炒，倒入当归、党参浓汁，再炒至鸡肉片熟。粳米饭盛入盆内，鸡肉片连汤汁浇在饭上。

此后，我隔三岔五地问姐姐："怎么样，吃了吗？"姐姐但笑不语。不过有一天，她给我发来了一张照片，清晨，带着睡眠痕迹的洁白的枕头上，不再有那若干落发。姐姐微信上问我："你说，这么简单的几样东西，怎么会这么神奇？"我立即孙思邈上身，侃侃而谈。

当归是中医中药中的补血利器，党参指的不是具体哪种参，它所涵盖的参的种类高达四十多种，但功效却都是益气、养血，在调养和补充气血方面有着神奇作用。粳米更是具有补中益气、平和五脏的作用，将鸡肉与这几味

混搭，想不补气血都难。

荷叶凤脯饭，解暑补益两不误 ◇◇◇◇◇◇◇◇◇◇◇◇◇◇◇◇◇◇◇◇

　　周末，妻子提醒我说："明天休息，你可别忘了咱们和张强两口子的约定啊。""放心吧，每个月的第一个周末，我的死党张强都会带着老婆来咱家蹭饭吃，我挨累的日子，怎么会忘。"我故意嘟着嘴说。妻子哈哈大笑。

　　张强和我是多年的好友，上大学时两个人就好得差点穿一条裤子，在校篮球队，两个人一个是中锋一个是后卫。后来都娶妻生子，我们两家的关系也没断过，张强嘴甜，经常说："我最爱吃你家做的家常菜。"

　　可让我万万没想到的是，一个月没见，曾经膀大腰圆的张强却变得憔悴虚弱，给我家提了一篮水果，这个曾经的篮球队中锋就累得气喘吁吁。"你家张强这是怎么啦？"我问他老婆。"唉，甭提了，今年夏天不是热吗？我们都没什么事，可他一个大老爷们，天天嚷嚷心烦、口渴，吃什么都说嘴巴没味道，一天天的不好好吃饭，净是喝水。这大医院也去了，医生也没查出什么毛病，可就是眼看着他一天天变瘦，真愁人。"张强的老婆愁眉不展地说。

　　听她这么一解释，我心里顿时有数了，张强的症状并不是什么顽疾，民间俗称"苦夏"，说的就是张强的身体在夏天所遇到的反应。用中医理论来讲，夏季属于"暑湿当合"的季节，张强又属于敏感体质，受到强热刺激，就出现了这种种不适症状。

　　于是我为张强专门做了一顿饭。

荷叶凤脯饭

功效：解暑补益

材料：鸡肉500g，鲜荷叶4张，水发香菇100g，火腿100g，粳米500g，葱、姜、料酒、麻油、盐、味精适量

做法：将鸡肉、火腿洗净、切片；香菇洗净去蒂、切片；荷叶洗净，用沸水稍烫一下去梗蒂，切拍块大三角形；葱、姜洗净，切末。鸡肉、香菇用盐、糖、胡椒粉、料酒、麻油、葱末、姜末等拌匀。鸡肉、香菇均匀分成20份，分别放在荷叶上，各加火腿1片，包成长形，用线扎好。粳米洗净，放锅内，加清水适量，把荷叶包放在上面，煮至饭熟后，将荷叶里的食材全部倒入碗中，扔掉荷叶，加少许味精、盐调味即可食用。

张强在我家吃过这道方剂之后，只是觉得美味可口，食欲为之一振。随后几天，张强的老婆在我的指点下，又在一周之内做过三次这道主食。张强来我家串门的时候，问我："你说怪事不？平日我不太喜欢吃鸡肉，可这鸡和荷叶放在一起做，怎么会那么让人有食欲呢？"

荷叶苦辛气香，既可清热解暑，又能开发脾胃清阳之气，与粳米同煮，既有清香之气，又善开食欲。配鸡肉、火腿、香菇等，不仅能增加这道药饭的鲜味，更能健脾开胃，补益强身。

┌─ 小贴士 ─────────────────────

体质瘦弱、气血过度虚弱者，尽量在食疗方剂中远离荷叶。而且荷叶畏惧桐油、茯苓、白银，凡是上焦邪盛、治宜清降者，切记不可以在饮食中添加荷叶。

健胃猪肚饭，小儿疳积不着急 ◇◇◇◇◇◇◇◇◇◇◇◇◇◇◇◇

豆豆现在虽然长大了，可我每次翻看她小时候的照片，想着肉肉的她趴在我的怀里呢喃低语时的可爱模样，都会忍不住笑出声。

这两天我没事的时候就往邻居王大娘家跑，她家四岁的小孙子被王大爷从海南接了过来，没事过去逗逗孩子，日子都变得鲜活起来。

今天我过去时，王大娘正愁眉苦脸地喂孩子吃"妈咪爱"。"孩子怎么啦？拉肚子了吗？"我问。王大娘叹气："别提了，这孩子自从来我们家，大便就不正常，昨天还好好的，今天就成水状了，是不是他水土不服啊？"看着孩子一会擦擦眉毛，一会揉揉眼睛的，还总是吸吮手指，各种小动作频繁出现，我心想小孩子要是发现饮食不正常，还比同龄人瘦弱，头发也枯黄稀疏，大抵是患了小儿疳积。

当我说出心里的疑虑，王大娘说："不会吧？这孩子一直在他姥姥家，我听说他的姥姥姥爷对孩子可精心了，生怕渴了、饿了，孩子小时候只要嘴巴一动，那老两口就给孩子喂吃的。"

我的心顿时咯噔一下，孩子在小的时候，最怕老人过于溺爱，生怕孩子吃不饱，采取填鸭式的喂养方法。孩子脾胃娇嫩，肌体各项器官尚未发育完全，长此以往地大量喂食，会耗伤孩子的气血津液，出现王大娘孙子这种消化功能紊乱的现象。好在孩子的问题发现得及时，可以适当地进行饮食调理。

健胃猪肚饭

　　症状：小儿疳积

　　材料：猪肚一副，党参10g，枸杞10g，麦冬10g，茯苓15g，陈皮6g，淮山10g，北芪10g

　　做法：将猪肚买回后，在冷水中浸泡20分钟，洗净，切好（猪肚内侧肥油较多的一面一定要用盐反复搓洗，以保证猪肚不含大量油脂），将水烧开，将猪肚放入水中氽烫两分钟，然后，取党参、枸杞、麦冬、茯苓、陈皮、淮山、北芪同时放入锅中，熬煮猪肚。待猪肚软烂，捞出各种中药食材，将猪肚与大米煮饭。（此方法适合年龄较大的儿童）

王大娘的小孙子吃了几次猪肚饭以后，再没出现水状粪便的迹象。可王大娘还是觉得存疑，在她眼中，猪肚是不好消化的食物，为什么可以用来调整脾胃呢？

实际上猪肚含有蛋白质、脂肪、碳水化合物、维生素及钙、磷、铁等，具有补虚损、健脾胃的功效，适用于气血虚损、身体瘦弱者食用。而在含少量枸杞、党参、茯苓、陈皮、淮山等中药成分的水中熬煮，能加强其调理脾胃、虚寒的作用，常吃可以补中益气、益脾胃、助消化、止泄泻、止渴消积。

小贴士

党参营养价值颇高，如果给孩子煮饭治疗疳积，分量掌控起来略有难度的话，建议用太子参替代效果会更好。另外，猪肚饭更适合在冬天做给孩子吃。

虚寒胃痛，常吃六味牛肉饭

秋天转眼说来就来了，尤其清晨，明显感觉凉飕飕的，我每天早起去上班都会披上一件厚点的外套。

刚走进办公室，就发现同事小李的办公桌前围了好几个同事，这是怎么啦？我挤过去一看，小李的头抵在桌子上，一手捂着腹部，面孔扭曲，疼得龇牙咧嘴的。

我低下头，轻声地问小李："小李，你感觉哪里不舒服？"小李虚弱地说："昨天加了半夜的班，今早起来刚坐上班车，就觉得胃里难受，还总感觉往上反酸水，现在就是觉得胃越来越疼。"我急忙问："那你没吃东西吗？"小李说："起来晚了，家里有剩下的凉馒头，我吃了几口。"

我家豆豆妈妈的胃就不太好，所以我从来不让她吃生冷的东西。由此我联系到小李昨夜没有休息好，那么，按照中医的理论来讲，她一定是患了虚寒胃痛的毛病。为了确认自己的判断是否准确，我把自己在路上买的热乎乎的菠萝包和牛奶递给了小李，让她先吃上几口。果然，几口温热的食物下肚，小李就说感觉好多了。

晚上回到家里，我就小李的问题找出了一个方剂，打电话给小李，让她晚饭就按照这个去吃。

六味牛肉饭

症状：**虚寒胃痛**

材料：**牛肉500g，草果3g，胡椒3g，砂仁3g，荜拨3g，良姜3g，陈皮3g，生姜30g，粳米500g，料酒、精盐、味精等调料适量**

做法：**牛肉洗净，加料酒稍浸后，放入沸水烫焯，捞出后切片。将胡椒、荜拨、陈皮、草果、砂仁、良姜等放入锅内，加适量清水，煎汁备用。生姜切片。粳米洗净，放入锅内，加入上述各味药的煎汁，加牛肉片、生姜片、精盐、味精和适量的清水，煮成饭。**

第二天小李上班的时候，果然气色好了很多，她看见我，竖起了大拇指说："你的方剂效果真好，吃了以后觉得胃里很舒服。不过，这道方剂里的小中药的品种有些多，难不难买啊？万一我一时没买到合适的，少用两味没事吧？"

我笑说："这些中药都很常见，任何一个药店都买得到，有什么难买的？一味药有一味药的作用，你少两味还能发挥出药效吗？"

牛肉有补血、抗衰老、提高免疫力的功效，尤其对术后的脾胃虚弱，有恢复肌体的神奇作用。草果在中药中一直有燥湿除寒的作用。也千万别小看了胡椒，虽然它经常以调味品的姿态出现，实际上它还是和胃、健胃的中药良方。

小贴士

中医讲究食物的相生相克，唐朝孟诜就曾说过，粳米不能与马肉同食，易发肿瘤。同理，在一味方剂中如果使用了陈皮，切记不要同时放入半夏，否则会引起食物相克。

体弱怕冷腰膝软，羊肉菜饭效果好

妻子下班回来，笑得挤眉弄眼的，一个劲地催我吃饭，问她干嘛，还不说，只是告诉我，吃完饭她有事情想咨询我。

都说好奇害死猫，我的好奇心也确实很旺盛，吃完饭，我问她："到底是怎么一回事嘛？"我一问，豆豆妈妈笑得更欢了："你记得我们公司的老钱不？"我回答："知道啊，就是上次给你穿小鞋那个人嘛。""对，就是他，今天他来求我了，说我家有个医生，他想让我帮忙问问你，他的身体到底怎么啦。"妻子接着说，"你都不知道哇，就这刚入秋的天气，他就穿着薄毛裤了，腰上和腿上还带着护腰护膝。他今天露出来给我一看，我都要笑死了。"

妻子问我："你说他这是什么情况呢？""那他还有别的症状没有啊？"我问。妻子想了想说："他今天还跟我说，就是身体弱，总感冒，腰腿总觉得酸软、没劲。"我马上就说出了病因："老钱是不是喝酒抽烟都比较重啊？他肯定也是个爱熬夜的人。在我们来讲，他这是典型的营养失调导致的肾虚，也可以说是阴阳两虚的明显症状。中医所谓的肾虚，不单指的是肾脏，也包括泌尿系统、内分泌代谢系统以及神经系统等等。你同事老钱的这种表现只是肾虚中的一种，我还是那句老话，药补不如食补。"

妻子立即打蛇随棍上，笑嘻嘻地说："那就麻烦你再给个食疗单子呗。"

羊肉饭菜

> 症状：体弱怕冷腰膝软
>
> 材料：羊肉250g，青菜200g，粳米250g，葱、姜、料酒、盐、味精适量
>
> 做法：羊肉洗净，切条。葱切小段，姜切小片。青菜洗净，切小块。羊肉与料酒、葱、姜拌匀，在油锅中煸炒，再加青菜、盐煸炒后加水适量，入粳米煮饭。

妻子看到这方剂，顿时嚷了起来："你每次给我开的方剂不是这个药就是那个药的，你看看给人家老钱的这个，简直堪比菜谱嘛，看着我都要流口水了。"我嗔怪道："一天到晚就知道吃。什么样的方剂治什么样的病，不对症的话，吃了也是白吃，不信，你听我给你讲讲这里的讲究。"

羊肉味甘、性温，能助元阳、补精血、益虚劳。医家李东垣曾说："羊肉甘热，能补血之虚，有形之物也，能补有形肌肉之气。"其补益功能之好，使前人把它与人参相比，有"人参补气，羊肉补形"之说。羊肉与粳米同煮，补虚而温阳，其功效不低于张仲景的当归生姜羊肉汤。如怕羊肉膻味，可先将羊肉和萝卜同煮，去萝卜和水，再煮羊肉饭。这道饭性温，以秋冬季节食用为宜。

┌─ 小贴士 ─

 茶水是羊肉的克星，羊肉中因为含有大量的蛋白质，而茶叶中含有很多的鞣酸，吃羊肉喝茶，会产生鞣酸蛋白质，使得肠蠕动减缓，诱发便秘。

山药玉鸽饭，美味又生津 ◇◇◇◇◇◇◇◇◇◇◇◇◇◇◇◇◇◇◇◇◇◇

为了能舒舒服服地休个小长假，我俩早早就把豆豆安排到奶奶那里去玩，妻子约了闺蜜小雪上街扫货，我欣然陪同。

还别说，假日里可能大家都去景点观光了，大商场里购物的人还不多，妻子拉着小雪兴冲冲地各种试穿，各种看。可煞风景的是，小雪却不太配合。她总是不停地喝水，找卫生间，再喝水，再去找。这是怎么回事？平日里没见她有这毛病啊。小雪无奈地说："最近也不知道是怎么了，总是觉得口干舌燥，你看看，我这嘴唇都裂了，没办法，只能多喝水。"

"小雪，不是我说你，你怎么一点医学常识都没有啊？你这不是喝水就能解决的问题啊。"因为我曾经在春秋两季，也有过这种现象，这是"舌敝唇焦"的症状，直白点说，就是我们的身体里出现了疾病的隐患，然后体现在了口腔上，最明显的是口中唾液减少。

中医理论上说，唾液也叫做津液。从养生学的角度来讲，唾液是无比珍贵的资源，甚至有"养生浆"的美誉。唾液中含有多种有助于身体健康的成分，尤其在促消化、增强吸收的这个环节，有着相当大的推进作用。

津液主要来于日常的饮食，再通过胃的消化、脾的传输、肺的宣降至体表和膀胱。肾是主持全身水液代谢的重要脏器，升清降浊。此外津液为阴，有赖阳气固摄和推动。所以说，无论内脏中哪个器官出现不调和的问题，唾液都会有所反应。

给小雪讲到这里，我拍了她一下："走，去你家，我给你找个方剂，准保有效。"

山药玉鸽饭

功效：生津

材料：鸽肉100g，山药50g，玉竹15g，粳米饭200g，料酒、盐、味精各适量

做法：玉竹洗净放锅中，加清水适量，煎浓汁。鸽肉洗净，切片。山药洗净，切片。鸽肉放碗内，加料酒、生粉，拌匀。起油锅，先入鸽肉煸炒，再入山药，并加玉竹浓汁、盐、味精，炒熟。热粳米饭盛入盆中，把炒好的鸽肉片连汤汁浇在饭上。

在小雪家里，小雪吃了我指导下做的山药玉鸽饭，赞不绝口。不过她还是有疑问："一般食疗是否不宜过多食用啊？会不会因为进食过多而适得其反呢？"

我笑着告诉小雪："食补最大的益处就是药食同源，既可充饥，又可祛病，药品和食品之间并没有太大的分界线，所以能放心食用，不会有任何副作用。"

鸽肉又名白凤，肉味鲜美，营养丰富，还有一定的辅助医疗作用。鸽肉营养价值较高，对老年人、体虚病弱者、手术病人、孕妇及儿童非常适合，既是名贵的美味佳肴，又是高级滋补佳品。而山药被食用的历史在我国有三千多年，据现代仪器分析，山药含有丰富的蛋白素、淀粉以及胆碱、黏液，是生津的妙品。

小贴士

山药因为淀粉含量较高，所以，经常便秘的人群应尽量减少食用。山药有收涩的作用，如果我们经常上火，就应该对山药的食用有所避忌。

风湿痹痛？ 姜汁鳝鱼饭来缓解 ◇◇◇◇◇◇◇◇◇◇◇◇◇◇◇◇◇◇

下班路上，突然接到妈妈的电话。因为妈妈很久都没来电话了，我有点小兴奋。"妈，你怎么这么长时间不给我打电话啊？""唉！"电话那端传来妈妈的一声叹息。我的心猛地一沉："怎么啦？妈，家里出什么事了？""也没什么大事，就是你爸爸的风湿越来越严重了，天天疼得都睡不好觉。你爸爸那人又要强，如果不是疼得厉害，他根本就不跟我讲。"

爸爸有多年的老风湿病，我没结婚之前他就总说，浑身关节总是疼，有时候睡一觉起来浑身肌肉都疼。我妈说，自从我结婚以后这几年，爸爸好像疼得更严重了，每天不是脖子疼就是腰腿疼，这几天甚至发展到脚后跟都疼，还偶尔发热。我急忙安慰妈妈："您别着急啊，我爸爸这病，我分析，是他年轻时在水田里操劳过多，导致风寒湿邪侵入肌体，夹杂日久，气血运行不畅、血脉凝滞，从而肌体阻痹不通造成的。这种病开始之初的表现就是肢体麻木、筋骨疼痛，但是如果像是爸爸这种状况，那就是已经形成了老风湿痹痛，基本上食疗只能起到缓解的作用。不过也好，让他在药物治疗的同时配上食疗，可以缓解一些痛苦。"

姜汁鳝鱼饭

症状：风湿痹痛

材料：鳝鱼肉200g，姜汁15毫升，粳米200g，菜籽油、酱油、盐、葱各适量

做法：鳝鱼洗净，去掉骨头和内脏，盛在碗里，加上姜汁、菜籽油、酱油、盐、葱，搅拌均匀。粳米淘洗干净后，放入盆中，上笼屉蒸40分钟，揭开笼屉，将鳝鱼倒在饭上面，将笼屉盖上，再蒸20分钟，一碗姜汁鳝鱼饭就大功告成。

这道方剂不但治病而且美味。后来我妈妈给我打电话说，我爸爸确实爱吃这个饭，不过总吃鳝鱼也会腻啊，她就问我能不能把鳝鱼换成鲤鱼试试。

我急忙阻止她，给她详细讲了讲为什么必须用鳝鱼。

姜汁性温、味辛，功能祛寒健胃、祛痰。黄鳝所含丰富的卵磷脂是构成人体各器官组织细胞膜的主要成分，为脑细胞不可缺少的营养物质。鳝鱼具有补气益血、强精壮骨、祛风除湿之效，多用于病后体质虚弱、气血不足、风寒湿痹，妇人产后恶露淋沥、血气不调等，而且鳝鱼性温善窜，具有祛风、除湿、舒筋、活络等功能，可缓解关节红肿、热痛，防止病变向其他关节走窜，对关节活动障碍效果显著，是类风湿关节炎患者饮食调养的上好佳品。

小贴士

不要食用死的鳝鱼，因为鳝鱼的体内含有较多的组氨酸，而在鳝鱼死后，组氨酸在细菌的作用下，能很快在体内产生一种叫作"组胺"的有毒物质。成人食进组胺超过100毫克就会发生中毒。

风寒感冒，葱姜饭轻松搞定

小孩子的世界总是欢乐的，就因为我周末给豆豆买了条漂亮的新裙子，孩子就高兴得合不拢口。周一天气不太好，我觉得有点凉，可豆豆非要穿新裙子，看她要哭的样子，我只好给她在裙子外面加件外套。

可没曾想，孩子晚上回来就开始流清涕、打喷嚏，原来，她为了让同学们能看到新裙子，把外套脱了没穿。

我看了看，确定豆豆得的是风寒感冒。风寒感冒对成年人来说，起因通常是劳累，没休息好，再加上吹风或受凉。而豆豆明显是因为擅自脱了外套，受了风寒所致。风寒感冒通常秋冬季节发生得比较多。风寒感冒属于太阳经证，其症状为：后脑强痛，就是我们所说的后脑勺疼，连带脖子转动不灵活；怕寒怕风，通常要穿很多衣服或盖大被子才觉得舒服点；鼻涕是清涕，白色或稍微带点黄。如果鼻塞不流涕，喝点稍热的东西，开始流清涕，这也属于风寒感冒。风寒感冒通常还伴有鼻塞、怕冷、浑身酸疼、嗓子暗哑等症状。

我问妻子："豆豆妈，家里有葱姜没有？"她急忙回答："有。"

葱姜饭

症状：风寒感冒

材料：葱50g，姜10g，桂枝6g，粳米250g，精盐、味精、胡椒等各适量

做法：葱洗净，切成小段。姜洗净后切成细末。桂枝加适量水并先煎成汁，取汁备用。粳米洗净后加桂枝所煎出的汁和适量水，煮成饭。葱、姜起油锅，煸炒香后把油、葱、姜放入饭中，再加精盐、味精、胡椒等调料，拌匀即可。

豆豆吃了葱姜饭以后，果然病情有所缓解。隔天我又做了一次，两次葱姜饭后，感冒基本就要好了。妻子觉得这事有点奇怪，总听说葱姜水能治疗感冒，葱姜入饭效果怎么也这么好？我解释了一番，她才了解了原委。

葱中含有维生素B_1和维生素C等多种成分，能刺激神经、帮助肠胃消化、温暖身体、使人自然发汗。姜能祛湿寒。桂枝为辛温而有发汗解表之功。再加胡椒适量，以加强其作用。饭宜热吃，以促其发汗。

┌─ 小贴士 ─

吃葱虽然有许多好处，可是有胃肠道疾病尤其是胃溃疡的患者，还是少食用为宜。姜虽然有抗衰老的作用，可对于肺炎、肺结核患者，应尽量避免食用生姜，以免加重病情。

止咳平喘杏仁百合饭，治疗慢性支气管炎最相宜

清晨，豆豆嘟着嘴拎着鞋子找我说："爸爸，你看，我的鞋子都坏了，

你快点给我买一双新的吧。"我看了看，其实坏得并不厉害，只是脱线了而已。正好，妻子的鞋子的后跟也掉了，一起拿去路口修鞋的王师傅那里修修，还能再穿一阵子。

我拎着鞋子来到路口修鞋铺，放下鞋子刚要走，王师傅喊我："哎，豆豆爸，你要是不忙就等一会，我把鞋修好了你直接拿走吧。这到了秋天，天一冷，我这身体就挺不住，不一定哪天就不来了，别再耽误你们穿。"

就在我等待的这几分钟里，王师傅不停地咳嗽、咳痰，而且呼吸明显气短，还伴有嘶嘶的喘息声。我问王师傅："您这是感冒啦？"王师傅苦笑："哪儿啊，我这是多年的慢性支气管炎。当初刚得病的时候，也没什么症状，我就没当一回事。可谁知道，现在越来越重，尤其这要是到了冬天，那个受罪啊。这病虽然不死人，可也真让人活受罪啊。"看王师傅痛苦不堪的样子，我也觉得得了这种病真是可怜。

我解释说，正常情况下呼吸道具有完善的防御功能，对吸入的空气可发挥过滤、加温和湿化的作用。可是，当我们全身或呼吸道局部免疫功能减退时，就很容易得慢性支气管炎，尤其是老年人，极易罹患这种慢性病，且反复发作而不愈。

一些不良的生活习惯极易导致慢性支气管炎，例如吸烟，香烟中含焦油、尼古丁和氰氢酸等化学物质，这些东西最为损伤的就是气道的上皮细胞，使纤毛运动减退和巨噬细胞吞噬功能降低，导致气道净化功能下降。

缺乏营养对支气管炎也有一定影响，如果缺少维生素C，就会使机体对感染的抵抗力降低，血管通透性增加；缺乏维生素A，可使支气管黏膜的柱状上皮细胞及黏膜的修复机能减弱，溶菌酶活力降低，易罹慢性支气管炎。

我看着目瞪口呆的王师傅说："你也真不容易，那我给你开个方剂吧，保管让你平平安安过冬。"

止咳平喘杏仁百合饭

> 症状：慢性支气管炎
>
> 材料：杏仁10g，百合100g，粳米250g
>
> 做法：粳米洗净，放锅内，加杏仁、百合，加水适量，用文火煮饭。

王师傅道谢之余，也有点怀疑："你说这杏仁我也没少吃啊，夏天的时候，我都拿杏仁下酒。可到现在，我都不知道用它做饭还能治了我这毛病，这是为什么啊？"我细细给他解释了一番，他才心服口服地说回家一定要试试。

杏仁有祛痰止咳、平喘、润肠、下气开痹的作用，是一种常见的健康保健食品，适量食用不仅可以有效控制人体内胆固醇的含量，还能显著降低多种慢性病的发病危险。百合有润肺止咳、清心安神作用，可用于肺痨咯血、肺虚久咳、虚烦惊悸、失眠及热病后余热未清、心烦口渴等症。

小贴士

杏仁有许多的药用、食用价值，但不可以大量食用，过量服用有导致中毒的危险。产妇、幼儿、爱上火的人和糖尿病患者，不宜吃杏仁及其制品。

防治血虚有妙招，请吃黄芪补血饭

护士站里新婚的小张最近明显嗜睡，早晨来了没干上一会儿活儿，就趴在桌子上昏昏欲睡，中午吃饭都不想去，每次都是托别人带回来。同事打趣她说："怎么啦，刚结婚就有啦？要不让小李给你弄个安胎的方剂？"小张无力地挥动着手臂："别闹了，人家一点力气都没有。"

晚上下班，小张和我顺路，她不好意思地走到我旁边小声嘟哝："李医生，我这是怎么了？喘气都觉得费劲。"我抬头看了看小张的脸色，顿时觉得不对劲，小张平时是个脸色红润的姑娘，可今天她脸色苍白不说，嘴唇都是青白的。"小张啊，你不会是血虚吧？"小张说："我也不知道啊。我总觉得是不是最近张罗结婚太累了，可是月经也不正常了，有时候两个月不来，有时候来了一周也不走，这到底是为什么啊？"综合了小张的这些症状，我肯定地说："你这一定是血虚造成的。"

从小张所呈现出的证候，如面色苍白、身倦无力、心悸、气短、眩晕、精神不振等可知，应该是得了"血虚"、"阴虚"之类的病症。

中医学上讲，血的生成和调节，与心、肝、脾、肾等脏腑关系密切，故中医谓"心主血、肝藏血、脾统血"。而这些脏腑功能的充分发挥，又有赖于肾之命火温照。因此，心、肝、脾、肾功能衰弱，均可导致血虚。而小张很有可能是最近半年忙着买房结婚，身体过于劳累，导致身体各大脏器功能减弱，从而产生了"血虚"。

黄芪补血饭

症状：**血虚**

材料：**黄芪50g，当归10g，红枣100g，龙眼肉100g，白扁豆200g，粳米500g，砂糖适量**

做法：

1. 把黄芪、当归放锅中加水煎煮成浓汁备用。

2. 把红枣洗净、去核，龙眼肉洗净，白扁豆和粳米洗净后，一起放到锅中。

3. 将黄芪当归的浓汁，倒入有粳米、白扁豆、红枣、龙眼的锅中同煮，大火煮沸后，调小火慢熬，直到白扁豆和粳米烂熟后，加白砂糖调味即可食用。

黄芪补血饭虽然用料较多，但是效果甚好，小张持续食用四个月后，明显改善了血虚的症状。小张好奇地问我："不是说吃血补血吗？我还曾经吃过蒸猪血呢，效果也不是很好啊，为什么黄芪的补血效果却这么好呢？"

黄芪有益气固表、敛汗固脱、祛疮生肌、利水消肿、治疗血虚萎黄之功效。当归则有补血活血、调经止痛的疗效，尤其用于血虚萎黄、眩晕心悸、经闭痛经、虚寒腹痛效果更好。龙眼肉中含有可提供热能的物质，尤其能促成造血干细胞的造血。三者同时食用，具有补血补虚、调经止痛的作用。

---小贴士---

当归如果用量过大，会偶有疲倦、嗜睡等反应，停药后就会消失。如果脾胃消化不良或者是经常痰火上升的人，则需要少食或者禁食龙眼肉。

怠倦乏力，常喝人参粥

立秋已经很久了，按理说秋高气爽、天高云淡，正是精神抖擞的好时节。豆豆已经央求我很多次，要我陪她去海洋公园玩，妻子也摩拳擦掌地表示要一家三口在国庆节好好玩玩。

可最近我却身体出了问题，浑身无力，提不起精神，也不是有多困倦，就是全身没劲。妻子说我肯定是最近工作太忙，体贴地让我去床上休息。可是躺在床上时间长了，我还会浑身酸疼，偶尔还头晕耳鸣。妻子说："要不你去医院看看吧？总这样也不是办法。"我摇了摇头，对妻子说："不要紧，你去帮我买些人参粉吧。"

我知道自己属于阳虚体质，以阳气不足、畏寒肢冷、手足不温等虚寒表现为主要特征，尤其越是接近冬季，怠倦乏力的表象就越发明显。中医理论上讲，阳虚体质就是由于体内阳气不足，不能充分发挥其温煦、激发、推动作用，而使身体出现虚寒现象、使脏腑功能低下的一种体质状态。当发现自己出现了精神不振、睡眠偏多、少气懒言、脉象沉迟而弱，同时伴有面色柔白、犯困、乏力、口唇色淡、毛发易落、易出汗、小便清长的症状，就是明显应该进补了。

> **人参粥**
>
> 症状：怠倦乏力
>
> 材料：人参粉（片）3g，粳米100g，冰糖少许
>
> 做法：粳米洗净，放砂锅内，加清水适量，加人参粉（片），煮粥。把熬成汁的冰糖徐徐加入粥中搅匀。

人参粥作为养生补品效果显著，但是考虑到其固有的热性，妻子就问我："我可听人说，人参吃多了会鼻血直流啊，你这方剂不会吧？"

我说："补是对的，不过也要'因地制宜'啊，你首先得了解人参到底是什么一种东西。它是大补，但日常饮食中的剂量也只够调理身体，还不足以引起你说的现象。"

人参和灵芝都是珍贵的药材，有很高的药用价值。古代人参的雅称为黄精、地精、神草。人参被人们称为"百草之王"，是驰名中外、老幼皆知的名贵药材。人参味甘、微苦，性微温，归脾、肺、心、肾经，气雄体润，升多于降；具有补气固脱、健脾益肺、宁心益智、养血生津的功效。

---小贴士---

人参虽好，但是实热证、湿热证及正气不虚者禁服。用人参制作方剂时，忌铁器，不可用铁锅，宜用铝锅煎煮。

降血压减血脂，荷叶粥面面俱到

豆豆妈妈今天回到家里垂头丧气的。今天她们公司员工集体去医院体检，看她这样子，估计是检查结果不太理想。"怎么样啊？没什么问题吧？"我问。豆豆妈妈将检验报告扔在了茶几上："你自己看吧。"

我拿起来一看，血压、血脂的指标有些高，妻子哭丧着脸："我说我最近怎么总是头晕恶心，有的时候坐久了还手脚发麻。尤其前几天，我跟你说

我脑袋发木，总像是戴着一顶头盔，你还笑我说变成了兵马俑。"

高血压和高血脂是最常见的心血管病，是全球范围内的重大公共卫生问题。而高血脂和高血压相比，更算得上是一种富贵病，我们吃得好了，运动少了，血脂就高了。目前，高血脂症的患者极为普遍，它包括高胆固醇血症、高甘油三酯血症及复合性高脂血症，这是导致动脉粥样硬化和冠心病的主要因素之一。它对肾脏、末梢循环、胰脏、瘙痒症、免疫系统疾病、血液系统疾病都有不容忽视的影响。

看到妻子越来越担心的样子，我舒缓了一下口气说："不过，倒也用不着对高血压和高血脂谈虎色变，正是因为这两种病常见，所以，应对它们，中医还是有不少方法的。"

荷叶粥

功效：降血压降血脂

材料：鲜荷叶1张，粳米100g，冰糖少许

做法：粳米淘净，鲜荷叶洗净，切成一寸方的块。鲜荷叶放入锅内，加清水适量，用武火烧沸后，转用文火煮10～15分钟，去渣留汁。粳米、荷汁放入锅内，加冰糖及适量清水，用武火烧沸后，转用文火煮至米烂成粥。每日2次，早、晚食用。

对于高血压高血脂患者，荷叶粥可以经常服食。但是，如果身体出现其他病症的话，在服药期间，最好暂时停止。豆豆妈妈经常开玩笑说我是何仙姑，竟然拿荷叶煮粥给她吃，我常常回敬她："别管给你吃了什么，你自己说，这荷叶粥的效果怎么样吧？"豆豆妈妈模仿着电视广告，竖起大拇指说："还别说，这荷叶粥真神了，我吃了以后啊，这头不晕了，也不恶心了，一口气上五楼也不费劲了。"哈哈，豆豆妈妈滑稽的样子，把豆豆都逗笑了。

中医学认为，荷叶性平、味涩，归肝、脾、胃、心经。有清暑利湿、升发清阳、凉血止血等功效。现代医学研究结果表明，荷叶有降血脂的作用。

—小贴士—

身体瘦弱者，禁服食荷叶粥，以免对身体带来不良影响。

菱粉粥，巧治慢性腹泻 ◇◇◇◇◇◇◇◇◇◇◇◇◇◇◇◇◇◇◇◇◇◇◇◇◇◇

有两个月的时间了，我不知道是不是夏天吃坏了肚子，排便不太正常，以前我是每天一次排便，可现在一天两三次。一开始，我也吃了点抗生素，可收效甚微，索性我也就不再管它了。尽管这么拉肚子，我却没有太紧张，还有些窃喜，我那怎么减都不见下来的体重，在这两个月，却真的减轻了不少。不过，要说副作用还是有的，总感觉身体疲倦得厉害，食欲也不好，看到什么都不想吃。

直到有天在镜中看到自己萎黄的脸色，想起最近时不时的大量放屁，我才惊觉自己可能已经是慢性腹泻了。

慢性腹泻主要是脾胃虚弱、消化功能减弱造成的。慢性腹泻的成因有很多种，我估计自己是暴饮暴食，嘴馋，贪吃了不容易消化的东西，才得的这个毛病。夏天是慢性腹泻的高发期，雪糕、冷饮、冰冻的矿泉水，这种寒凉的东西吃多了，尤其容易引发腹痛肠鸣，继而导致腹泻。

菱粉粥

症状： 慢性腹泻

材料： 干菱角500g，粳米100g，红糖少许

做法： 将干菱角洗净去皮，磨成细碎的粉末备用，粳米洗净备用。将洗净的粳米和磨好的菱角粉一起放米锅中，加适量清水大火烧开，煮至烂熟，再加入红糖搅拌均匀，略煮烧开即可食用。

菱粉粥补脾胃、益气血，适用于脾胃虚弱、慢性泄泻、体质虚弱、腰膝酸痛、食欲不振、消化不良等病症。我每周吃三次，每次一小碗，果然，不但我的慢性腹泻好了，就连上楼时腰膝酸软的问题也改善了。菱粉在我们老家一直是小孩食用的东西，大人一般很少吃它，真让人想不到，它竟然还能治疗慢性腹泻。

其实，在《本草纲目》中就记载了菱粉的药用价值，它可以健脾、养胃、强股膝、健力，并对癌细胞的变性和组织增生均有抑制作用。菱角利尿、解酒毒，是减肥的辅助食品。老年人常食菱粉也是非常有益健康的，据近代药理实验报道，菱粉还具有一定的抗癌作用，可用之防治食管癌、胃癌、子宫癌等。

---小贴士---
　　在食用菱粉的同时，切记不可同时服用蜂蜜，否则很容易引起消化不良。

自汗盗汗？试试酸枣仁粥 ◇◇◇◇◇◇◇◇◇◇◇◇◇◇◇◇◇◇◇◇◇◇◇◇◇◇

豆豆妈妈今天在饭桌上总是抿嘴笑，我斜睨了她一眼："哎，到底有什么事情？还不从实招来。"

妻子看豆豆吃完回了卧室，笑着说："你们是不知道，我们公司小王不是刚休完婚假回来嘛？好家伙，没事就在那儿坐着，脸上的汗啊，一个劲儿地流，大家伙看着他就笑。尤其今天，他在公司午睡，睡个觉，他能把衣服都睡湿了，哈哈哈。大家伙都说他是度蜜月累的。"

我想了想说："小王的这些症状，在中医角度来讲，叫作自汗、盗汗。人在睡着的时候局部出汗，甚至能湿透衣服就叫作盗汗；在清醒时候什么都没做的情况下，还是一个劲地流汗，那叫作自汗。"

盗汗大多是因为阴虚所引起，自汗更是阴虚的显著表现，也有的叫作气虚证。

中医对汗是颇有几分说道的。"汗为心液"，若盗汗自汗长期不止，心阴耗伤十分严重，一定要给予重视。除了加强锻炼、注重劳逸结合外，在饮食上更要格外小心，吃多些蔬菜粥品，将身体里的汗腺功能调整正常。

<table>
<tr><td rowspan="4">酸枣仁粥</td><td>症状：自汗盗汗</td></tr>
<tr><td>材料：酸枣仁30～50g，粳米100g</td></tr>
<tr><td>做法：将酸枣仁捣碎放锅内，加入清水，煎汤取汁。粳米洗净放锅内，加水适量，武火烧沸，文火熬煮至半熟，加酸枣仁汤，同煮成粥。</td></tr>
</table>

豆豆妈妈立即虚心讨来了这个方剂，说是去公司告诉小王，让他赶紧回家试试。也就是一个月过后吧，妻子回来冲着我伸出了大拇指，说是小王回家坚持喝酸枣仁粥后，确实盗汗、自汗的问题解决了不少。而且小王说了，没想到这么便宜的酸枣仁治病效果这么好，简直让他震惊。我笑着说："治病哪能分贵贱，只要对症的，就是最好的。"

酸枣仁味酸，有收敛止汗生津的作用，临床常用于治疗体虚、心神不宁。此粥有镇静、催眠、抗惊厥、镇痛和降温作用，对心律失常、心肌缺血也有一定的恢复功能，还可以降血压、降血脂，是中老年人补气、补虚、增强免疫力的上等食品。

小贴士

酸枣仁如果内服剂量过大，易引起中毒。孕妇慎用。

王不留行鲤鱼粥，催乳效果真神奇

二胎禁令一解除，我们家多年的邻居王大娘立即蠢蠢欲动，催着儿媳妇赶紧再生一个。王大娘说了，甭管生男生女，能给现在的小孙女有个伴儿就行，省得她孤单。

王大娘的儿媳妇也很给力，还真生了个大胖小子。那些天总看见王大娘一天跑几趟菜市场，一会拎着猪蹄，一会又宰一只活鸡，等到晚上再给儿媳妇炖一锅排骨汤，邻居们都笑着说："王大娘，你对儿媳妇可真好哇，好家伙，看这补的。"王大娘却愁眉苦脸地说："没办法呀，这么补都奶水少，这冲奶粉费时费力又费钱不说，也没有母乳健康啊。看孩子等着冲奶粉，饿得哇哇哭，我这心啊，刀割一样。"

我和王大娘是多年的邻居，说话自然也就直来直去，便直言不讳地对王大娘说："产妇没奶也不是你这么个补法啊。"

中医理论中，产妇的乳汁是自身的气血化生的，只要产妇身体状况良好，饮食合理，自然会有充足的母乳。与其拼命地用高脂肪食物给产妇催乳，不如在产妇母乳不足的情况下，调理好产妇的气血，既保养了身体，又能促进乳汁的生成。像王大娘这样让产妇大量进食一些高热量的食物，不仅对乳汁的生成毫无作用，反而不利于产妇和婴儿的健康。解释了一通后，我说了一个方剂。

王不留鲤鱼粥

功效：催乳

材料：王不留行30g，鲤鱼一条（500g），糯米100g

做法：鲤鱼去鳞和内脏后冲洗干净，放锅内，加入王不留行和适量清水，大火沸腾后调文火煮熟。滤出汤汁，把洗净的粳米倒入锅内，大火煮开，然后调文火煮至粳米烂熟，再加入前面滤出的汤汁烧开，即可关火食用。

王大娘听了这个方剂，当时就惊讶了，对我说："我读书少，你可别逗我哇，这王不留行不是中药吗？产妇吃了能行？我那大孙子吃了母乳也没问题？"

我笑："瞧把你美的，一口一个'大孙子'。你按照我说的剂量赶紧回去准备吧，保你大孙子吃得饱饱的。"

没过几天，王大娘便欢天喜地地来我家报喜，儿媳妇不仅奶水足够孩子吃了，自己浑身没劲、总出虚汗的毛病也减轻了。

王不留行具有活血通经、消肿止痛、催生下乳的功能，主治月经不调、乳汁缺乏、难产、痈肿疔毒等症，是临床常用来下乳的重要药材。鲤鱼可以补脾健胃、利水消肿、通乳、清热解毒、止嗽下气，并对各种水肿、浮肿、腹胀、少尿、黄疸等都有一定的调理治疗作用。

> **小贴士**
>
> 　　鲤鱼在烧制的过程中，千万不可搭配咸菜，两者掺杂，极易引起消化道水肿。鲤鱼是下气利水的食物，正好和猪肝、鸡肉、牛羊油的作用相反，因此不可同时食用。

慢性胃炎不用急，找开胃滋养安神粥

我们的护士小张，长相甜美可人，怎么看怎么比韩剧里的女主角漂亮，尤其当她一手捂着腹部、眉毛轻颦的时候，看得我不由对她说："张儿啊，你这个动作堪比西子捧心啊。"

小张哭笑不得地看着我："你可别逗我了。自打上班开始，也不知道怎么搞的，这个地方就总是不舒服，倒也不是一个劲地疼，可这丝丝拉拉地，也难受啊。尤其是我明明什么都没吃，还总是打饱嗝，还反酸水、烧心。"

我看了看她的手捂着的位置，再想到她每天早上匆匆忙忙地跑进来，坐下还没等喘口气，嘴里叼着冰凉的葱油饼就准备工作的样子，一下子就明白她这是怎么了。

"张儿啊，我觉得你这应该是初期的慢性胃炎的症状。"我提醒小张。

"什么？慢性胃炎？那我就不怕了。可是这点小毛病，怎么就这么难受呢？"

在大多数人眼里，慢性胃炎根本就不算什么大病，总觉得疼了就吃点药，不疼就一切照旧。他们却不知道，慢性胃炎如果治疗不及时，也会引起其他部位的不适，甚至使胃炎加重，引起病变，导致出现严重后果。

　　中医理论认为，小张这种以腹胀为主的胃炎，通常与胃肠道动力不足有很大的关系。在中医中，这种病的全称叫作"动力相关性慢性胃炎"，如果在病情初期不能妥善地予以养护，一旦病情反反复复，总是得不到缓解和治疗，将会造成胃肠道功能紊乱，严重影响健康。

　　说到这里，我还特意询问了一下小张："你最近没有突然消瘦、排黑便或者呕血的现象吧？如果胃不舒服，再出现这几种情况，就必须要去就诊，以免延误病情。"

　　"那倒是没有，不过有点闹肚子。"小张想了一下说。

　　听她这么一说，我就什么都知道了。拿过小张的手机，我给她提前定好了早起床一个小时的闹钟。

　　小张不解，问我："你这是干什么？"

　　我笑说："给你治病啊。你提前一小时起来，我教你熬制一道方剂，你喝完了再来上班。只要你肯坚持，放心，你的问题啊，保准好。"

安神粥

　　症状：慢性胃炎

　　材料：依据食用的人数，取适量小米、小麦、芡实、柏子仁、麦冬和麦仁

　　做法：将以上材料洗净后浸泡2小时，再一起捞出放入锅中，加适量清水烧开后，调文火慢煮至软烂适中，关火装碗即可食用。

　　小张嘴里啧啧作响："你说得这么热闹，原来就是小米粥啊。小米粥养胃人尽皆知，我经常喝。可难道里头搁这么些东西，就能把我这慢性胃炎治好？"

　　中药典籍《本草求真》上，对芡实有着详尽的分析，芡实味甘，长于补脾、除湿、治腹泻，对于胃肠功能紊乱有着很好的滋养作用。柏子仁有养心安神的作用。麦冬是清心除烦、益胃生津的最佳补品。麦仁属于全谷物颗粒，具备所有麦类谷物的全部营养成分。将它们融合一起，既有敛阴生津的作用，又可以养脾养胃，而且做法简单、食材便宜，人人能做，人人都可食用。

┌─ 小贴士 ─────────────────────────────────┐

　　芡实性质较固涩收敛，大便硬化者不宜食用。柏子仁在食用过程中
不能搭配菊花、羊蹄。

└─────────────────────────────────────┘

月经过少，糯米阿胶粥 ◇◇◇◇◇◇◇◇◇◇◇◇◇◇◇◇◇◇◇◇◇◇◇◇◇◇◇◇◇◇◇◇

　　亲朋好友都知道我懂些中医，一般有些小伤小病，都喜欢找我来问问，看看有没有什么不吃药就会痊愈的方法。我也早已经习惯了家中"门庭若市"的场景。

　　李阿姨是来得最勤的一位。李阿姨的女儿曾经月经过少，别人正常的周期是七天左右，李阿姨女儿的却两三天就结束，有时又两个月都不来。自从吃了我推荐的糯米阿胶粥，李阿姨女儿的月经问题彻底得到了改善，至此，李阿姨成了食疗的忠实粉丝，没事就来家里问长问短。

　　一天半夜，李阿姨打电话过来，可说话颠三倒四，妻子也没听明白。她索性直接挂了电话，打车来了。

　　李阿姨说："儿子和儿媳妇结婚六七年了，始终没有怀孕。前些日子好不容易怀了孕，全家乐翻了天，可没想到，晚上儿媳妇突然说肚子不舒服，好像孩子在里面不安乱动。这可怎么办？"我急忙穿衣服说："我得看看人，才能知道究竟是怎么回事、用什么药。走，赶紧去你家。"

　　我替李阿姨的儿媳妇把脉过后，叮嘱李阿姨明早熬制糯米阿胶粥。李阿姨怀疑地问我："这粥不是调理月经的吗？这孕妇也吃这个？"

　　一般妇女月经过少、漏下不止、胎动不安及虚劳咳嗽，中医学上讲，大多和血虚有关。血虚的妇女大多面黄肌瘦，看起来病怏怏的。中医认为女子以血为本，女子的月经、怀孕、生产、哺乳四大险区，处处考验血气的虚实平衡。李阿姨的女儿和儿媳所出现的症状，正是血虚的具体表现。所以，这

时给出糯米阿胶粥的方剂，恰恰是对症下方。

糯米阿胶粥	症状：月经过少 材料：阿胶30g，糯米60g，红糖少许 做法：先将糯米煮粥，阿胶跟红糖分别捣碎备用。待粥将熟时，放入捣碎的阿胶，边煮边搅匀，煮至沸腾2～3分钟后加入红糖即可。

我再三叮嘱李阿姨，这道方剂虽然效果甚佳，但是切记不可整日连续服食，否则容易引起胸闷气短、脾胃虚弱。

阿胶味甘、性平，归肺、心、肝、肾经。质粘而润，有极强的造血补血的效用，能够促进血液生成，促进凝血和降低血管通透性。尤其适合贫血患者、肿瘤患者及肿瘤放化疗者、身体虚弱者，对月经不调、孕妇保胎安胎有显著疗效。

┌─ 小贴士 ─

　　阿胶在食用过程中，一定要注意用量，遵医嘱服食，不可擅自加大剂量。用阿胶补养身体期间，如果遇感冒应该停止服用。而且，在服食阿胶的时候不要再喝茶水。此外，萝卜也是服食阿胶时应避忌的食品。

脾虚水肿有良方，当归杜仲鲈鱼汤

　　公交车上，竟看到了退休在家的关姨，急忙让座，礼貌地问她忙什么呢。关姨叹了口气，拍打着自己的脸部说："你看我这脸浮肿的，还有我这腿、胳膊，反正身上没好地方了，全都肿大了一圈。这不正忙着四处检查、抓药嘛？人老了真是麻烦啊。"

我安慰几句，发现关姨说话也是断断续续，而且上喘，便问她："是不是脾虚引起的水肿啊？"关姨惊讶地说："是呀，你怎么知道啊？"

我继续说："你的浮肿应该是脾气虚或脾阳虚而使水湿运化失常、水湿停蓄溢于肌肤而引起的，所以叫脾虚水肿。而且你说话或运动一会儿就会呼吸困难、浑身乏力，这是脾气虚的症状。"

关姨急忙拉着我的手说："那你能帮我开点药吗？我这浮肿太受罪了，连孙子都带不了，自己受罪，儿子媳妇也跟着受累呀。"

我随手掏出包里的笔记本和笔说："我以前有过这种情况，现在我把我用过的方剂给你，你试试吧。"

当归杜仲鲈鱼汤

症状：**脾虚水肿**

材料：**鲈鱼1条，当归1支，枸杞10颗，黄芪10片，姜、盐、料酒各适量**

做法：

1. 鲈鱼洗净，擦干水分，在鱼背上划十字花刀后，把盐抹在鱼身上，腌制15分钟。当归洗净切片，姜切丝，枸杞和黄芪洗净后并沥干水分。将当归、黄芪、枸杞、1汤匙料酒和适量清水大火煮沸后，调文火焖煮25分钟。

2. 往鱼腹塞入少许姜丝，将鲈鱼放入瓦煲内，倒入熬好的当归汤搅拌均匀，大火煮沸后改小火煮35分钟。加盐调味，便可出锅食用。

关姨拿到方剂，失望地说："鱼啊？"

我笑着解释给关姨："鱼也有药理效用，保证你吃完不会失望。"

鲈鱼味甘、性平，归肝、脾、肾经，具有益脾胃、补肝肾的功效，对筋骨萎弱、胎动不安、疮疡久治不愈效果显著。当归味甘、辛，性温，归肝、心、脾经，具有补血和血、调经止痛、润燥滑肠的作用，对虚寒性腹痛、冠心病心绞痛、风湿痹痛、跌打损伤等痛症有一定疗效。枸杞子性平、味甘，具有养肝、滋肾、润肺、补虚益精、清热明目的作用。黄芪味甘、微温，归肺、脾、肝、肾经，有增强机体免疫功能、保肝、利尿、抗衰老、抗应激、降血压和较广泛的抗菌作用。这道鲈鱼汤具有益脾胃、补肝肾的功效，特别适合于脾胃虚弱、食少体倦或气血不足、伤口久不愈合、脾虚水肿、肝肾不足的患者。

小贴士

1. 在鱼腹中塞入姜丝，是为了祛除腥味。

2. 此汤可补气补血，适合痛经、体虚的女性食用。

3. 鲈鱼汤有健脾利湿、和中开胃、活血通络和温中下气的作用，特别适合中老年人、病后虚弱者和产妇食用。

4. 鲈鱼不宜和大蒜、白糖、冬瓜、鸡肉一同食用。

5. 吃鲈鱼前后忌喝茶。

秋冬滋补，就用山药奶肉羹 ◇◇◇◇◇◇◇◇◇◇◇◇◇◇◇◇◇◇◇◇◇◇◇◇

从小到大，妻子一直是一个怕冷的人，特别是秋冬季节，穿棉衣总是比别人早得多。每当劳累一番、出完汗再消下去后，更是感觉浑身哪儿都冷。

怀豆豆之前，我便用饮食帮妻子调理了身体，这种寒凉体征渐渐缓解。可今年秋季，这种现象再次出现，不管是在家还是在单位，妻子都捧着个热宝，我知道妻子体虚毛病又犯了。晚上我做了山药奶肉羹，并多盛了一碗给妻子说："你一直体虚，多吃一点里面的羊肉，补气补血不说，还能增强抵御风寒的能力，省得怕冷怕凉，怪受罪的。吃多少药也不如食补去病根。"

豆豆妈妈说："还是你了解我呀，知道我又怕冷了，开始给我调理啦。"

我想了想说："是不是最近工作太累了，不然怎么会体虚呢？咱们饮食上一向很健康，不应该呀。"

妻子说："可能是最近接了一个大客户，合同却迟迟签不下来，每天跑得腿都断了。"

我关切地提醒她："这是气虚的体质引起的。气血运行不畅，便会导致体温下降，怕冷怕凉，劳累过后身体更虚弱，所以才会怕冷更严重。我以后常做这道山药奶肉羹吃吧，不仅滋补身体，还能补虚添精，改善身体机能，增强抵御寒凉的能力。"

山药奶肉羹

功效：秋季滋补

材料：羊肉、山药片、牛奶、生姜、盐各适量

做法：羊肉洗净切色子块，用开水焯一下捞出，放锅中，加入生姜清炖1小时。然后将牛奶倒入锅中，和羊肉汤同时煮沸后，把山药倒入锅中，煮至软烂，加入适量的盐即可出锅食用。

之后我秋冬季节也做给全家人吃，御寒能力果然好了很多。

羊肉性温、味甘，归脾、肾经。可以补体虚、祛寒冷、增长元气、调理精血，对一般风寒咳嗽、慢性气管炎、虚寒哮喘、肾亏阳痿、腹部冷痛、体虚怕冷、腰膝酸软、面黄肌瘦、气血两亏、病后或产后身体虚亏等一切虚状都有治疗和补益效果，最适宜于冬季滋补，故被称为"冬令补品"。山药性平、味甘，归脾、肺、肾经。补脾养胃，生津益肺，补肾涩精。牛奶味甘，性平、微寒，入心、肺、胃经，具有补虚添精、益肺胃、生津润肠之功效。将四者搭配一起，对久病体虚、气血不足有一定的调理作用。本肉羹清淡可口，适用于病后、产后经常肢冷、出冷汗、疲倦、气短、口干、烦热、失眠等，特别适合秋冬季节的滋补。

小贴士

1. 羊肉发热，暑热天或发热病人不宜多食。

2. 水肿、骨蒸、疟疾、牙痛、口舌生疮及一切热性病症者禁食。

3. 红酒和羊肉不可同食，会产生化学反应。

4. 羊肉和西瓜同时食用，会产生腹泻。

5. 阴虚内热及实热证者禁服。

牛奶粥，老年人的营养早餐

前不久，爸爸来我家小住几天。可没想到刚住了一宿，爸爸就开始抱怨，说我的床太软，他睡得腰酸背痛。我做的早餐是火腿炒面和小咸菜，他也吃不习惯，直说他每天早上都只喝妈妈做的牛奶粥，营养美味又健康，这些油腻的东西他吃不进去。

可现煮大米我又来不及上班，只得从冰箱里拿出牛奶和面包，让爸爸先将就一下，回头我问妈妈牛奶粥的做法，再做给他吃。爸爸啃着面包说："不愿搬来和你们同住，就是怕和你们的生活习惯有冲突，你看，这早餐都不一样。"

上班的路上，我便打电话问妈妈牛奶粥的做法，妈妈得意的同我炫耀："平日里都是你给我们开方子，这牛奶粥是我自己琢磨出来的方子。"

妈妈在我的惊讶中继续讲解说："中医上讲，早餐要吃得像皇帝，午餐要吃得像平民，晚餐要吃的像皇帝。你别小看这牛奶粥，它可是老年人的饮食妙方，既能补充一天所需的营养，又易消化、吸收。"

我笑着说："那就快告诉我做法吧，明天好做给我爸吃，不然他在我这儿就待不下去啦。"

牛奶粥

功效： 补充营养

材料： 鲜牛奶250毫升，大米60g，冰糖适量

做法： 先将大米洗净放锅中，加适量清水，煮至软烂后，加入牛奶，小火煮至黏稠，加入冰糖搅拌均匀，充分溶解后即可食用。

第二天清早，为了省时省力，我只做了牛奶粥，全家都跟着喝。没想到，连平素不爱喝粥的豆豆都喝了两碗，我也觉得口味清甜、爽滑，挺好

喝。爸爸指点我说："你平日总对我们说，吃东西，不是吃好的、香的，而是吃营养、健康的。现在我们也学会，并且做的更好啦！"

牛奶含有丰富的钙质和多种矿物质营养成分，具有补气虚、健脾胃、润五脏的功效。大米味甘、性平，具有补中益气、健脾养胃、益精强志、调和五脏、通血脉的作用。冰糖味甘、性平，入肺、脾经，有补中益气、和胃润肺的功效。而牛奶粥软烂适宜、口味清甜、易于消化，最适宜中老年人食用。

┌─ 小贴士 ──────────────────────────────
│
│ 1. 早晚温热服食，注意保鲜，勿使变质。
│ 2. 大米淘洗两次就可以了，以免营养流失。
│ 3. 大米与蜂蜜同食会产生胃痛；与红豆同煮，吃多了会生口疮。
│
└──

第4章

根据自身身体状况，
巧服适量药酒可养生

神仙延寿酒☞延年益寿　　　　生脉酒☞护心养心

鹿茸酒☞壮阳补肾　　　　　　红颜酒☞养颜

西洋参酒☞心血管疾病　　　　杜仲酒☞腰膝疼痛四肢麻木

首乌酒☞白发早生　　　　　　风湿骨痛药酒☞风湿骨痛

少林八仙酒☞跌打损伤　　　　聪耳酒☞耳聋耳鸣

灭疥酒☞疥疮瘙痒

有了神仙延寿酒，延年益寿身体健

李阿姨带老伴来我家做客，他们老两口虽然近七十岁，但耳不聋、眼不花，腰板还挺得直直的，说话的声音爽朗有力，丝毫没有老年人的虚弱。特别是李阿姨，面色红润、皮肤湿滑，看起来也没有多少皱纹；她的老伴更是手脚麻利、动作灵活，根本不像其他老年人那么动作迟缓。

吃饭的时候，大家各自举杯，李阿姨说："来，为咱们都能健健康康的，干掉这杯神仙延寿酒。"

妻子惊讶地说："这不过是我们平时喝的自己泡的白酒。怎么叫神仙延寿酒？"

我说："没看李阿姨总也不见老，而且还那么硬朗？不是因为他们身体底子好，而是他们注意保健。看到我们每天喝的酒没有？那就像一杯不老仙水，虽不能长生不老，却能让人宁做凡人不羡仙。"李阿姨笑着说："我们这两个老人，为老不尊，竟领着你们小辈喝酒。"

妻子也跟着笑："一直以为是阿姨贪杯，才会经常小酌，原来人家这是在科学地养生。"李阿姨接过话头说："每天晚上喝一杯就行，酒虽好，但也不能贪杯。"

神仙延寿酒

功效：延年益寿

材料：生地30g，熟地30g，天冬30g，麦冬30g，当归30g，牛膝30g，杜仲30g，枸杞子30g，木香15g，芍药30g，茯苓30g，肉苁蓉30g，小茴香30g，砂仁15g，人参15g，黄柏30g，巴戟天30g，补骨脂30g，川芎30g，白术15g，知母30g，远志15g，柏子仁15g，石菖蒲15g，白酒3000毫升

做法：将上述药材切成细片，装在纱布袋内，用白酒浸泡并密封15天后，即可饮用。

李阿姨的老伴也忍不住夸赞说："自从喝上几个月，感觉身体没那么虚弱了，腰腿的酸软和乏力感也减轻了不少。睡眠质量好了很多，不做梦了，好像饭量也增加了不少。现在精神头十足，整个人都年轻了不少。这个神仙延寿酒，果真名不虚传。"

生地性寒、味甘，归心、肝、肾经，具有清热凉血功效。熟地味甘、微温，归肝、肾经，具有补血养阴、填精益髓的功效。天冬和麦冬都是味甘、微苦，具有养阴清热、润肺滋肾的功效。牛膝味苦甘，气微凉，归入肝、肾经，可补肝肾、强筋骨，并可治疗腰膝骨痛、四肢拘挛。杜仲可补肝肾、强筋骨、平衡血压。枸杞子可以延缓衰老、抗脂肪肝、调节血脂和血糖、促进造血功能。木香可以利尿、促进纤维蛋白溶解、促进消化液分泌。芍药可以镇痉、镇痛，利尿，能增强机体免疫功能。茯苓有明显的抗肿瘤及保肝脏作用。肉花苁蓉味甘、性温，具有补肾壮阳、填精补髓、养血润燥、悦色延年等功效。人参可补气、生津、安神、益智，是大补之名品。巴戟天可以补肾阳、强筋骨、祛风湿。川芎温香燥，可以祛风止痛，治疗头风头痛、风湿骨痛等症。知母性平、味苦，可以滋阴降火、润燥滑肠，有利大小便之效。此酒汇聚多味药材，具有滋阴助阳、益气活血、清虚热、安神志的功效，对年老体虚、阴阳失调而出现的腰酸腿软、乏力、气短、头眩目暗、食少削瘦、心悸失眠等症有极强的调理作用。

┌─ 小贴士 ─────────────────────────

此方有补血、活血的作用，孕妇忌服。服用此方期间，忌食辛、辣、腥等刺激性食物。此方有润肠通便的功效，所以肠胃功能不稳、泻泄者不宜多服。

└──────────────────────────────

生脉酒，护心养心功效强 ◇◇◇◇◇◇◇◇◇◇◇◇◇◇◇◇◇◇◇◇◇◇◇◇◇◇◇◇◇◇◇◇◇◇◇

同学小婉离婚后，整个人都萎靡不振，因为长期的生气、压抑、失眠，导致心律不齐、心慌气短，累或生气时还会呼吸不顺畅，很是受罪。为了安慰她，我常让妻子找借口约她出来散心，不想让她因为婚姻的失败而影响整个人生，可她却笑言："不爱了还勉强在一起，彼此都受折磨，离了大家都解脱。并且我们说好了彼此祝福，毕竟相爱一场。"

我很羡慕她的豁达，便趁机问出心底的疑问："你看得开、放得下，为什么还总是闷闷不乐，毫无精神呢？"小婉叹气说："我也不知道怎么回事，总是心脏不舒服，心慌气短，特别是晚上，有时候感觉心脏像掉了下来一样。"

确定了她不是心理上的问题，我便直白地跟她说："我一直以为你的身体是心情不好造成的，原来是生病了。人的心脏是人体脏器官中最关键、最重要的一部分，它的好坏直接影响人的各项生理机能。我给你一个自酿酒的方剂，你连服半个月试试，保你的心不再受伤，早日淋浴阳光。"

小婉说："什么自酿酒啊，还能治病？"我拿出纸笔写方子："做法很简单，但功效很强大的生脉酒啊。"

小婉本就爱酒，又听我说这款生脉酒还能治病，当然是来者不拒。刚喝三天，她找到我，摸着心脏说："根本不管用啊，心脏有时候还是有下坠的感觉。"我也不辩解，只告诉她不要急于求成，喝半个月再看效果。

生脉酒	功效：养心护心
	材料：生晒人参50g，麦冬100g，五味子50g，白酒1500毫升
	做法：先将五味子、麦冬冲洗干净，再将生晒人参洗净切薄片，用白酒浸泡密封15天，即可取酒饮用。每次喝5～10毫升，每日3次。

大约半个月后，小婉约我们夫妻俩喝下午茶。此时她脸色红润，皮肤也白了很多。没等我说话，她便大方地招来服务员："今天你们想吃什么，随便点，我请客。"

我故意调侃她："找到第二春了？心情这么好。"

小婉笑道："哪来的第二春，我这是感谢你治好了我的心脏，再没有那种缩在一起的烦闷感，也很少有吊在半空的那种感觉，浑身也都有劲了。少遭不少罪，还没花多少钱。而且我感觉皮肤也好了很多，恢复了光滑细嫩。"

本方源自著名古方"生脉散"，对冠心病、心肌炎后遗症及心动过缓、肺气肿、肺功能减退，是一种很好的辅助治疗剂及强身健体滋补佳品。人参自古就有"百草之王"的称号，味甘、微苦，性温、平，归脾、肺经、心经，它的肉质是滋补的极品，适用于调整血压、恢复心脏功能、治疗神经衰弱及身体虚弱等症，也有祛痰、健胃、利尿、兴奋等功效。麦冬气微香，味甘，归心、肺、胃经，养阴生津、润肺清心、补虚消渴。五味子皮肉甘酸，可养五脏、除热、生阴中肌。

她连服半个月，既补充了体内的虚弱之气，又调节了肝肾脾胃等脏器的功能，当然是治好了心脏又美容驻颜啦。

┌─ 小贴士 ─────────────────────────────

　　凡脾胃虚寒易腹泻或遇风感风寒感冒咳嗽者均忌服。麦冬有心，肠燥便秘、清养肺胃者可以去心服用；但滋阴清心的人多连心同用。

└──────────────────────────────────────

壮阳补肾鹿茸酒，男子不再有"难"事 ⬦⬦⬦⬦⬦⬦⬦⬦⬦⬦⬦⬦

春天的时候，妻子突然和我抱怨："你最近怎么总是早出晚归，还经常喝得醉醺醺地回来，打电话也是鬼鬼祟祟的。是不是有什么不开心的事或受了委屈，不便讲出来，才会借酒消愁？"

　　我尴尬地摸摸鼻子说："我没事，是我那个朋友崔双，身体不太好，总有无力感，夫妻生活不和谐，老婆也怀不上孩子，正闹离婚呢，天天找我喝酒解闷。"

　　崔双是我大学校友，很斯文也很软弱，他的媳妇却恰好相反，强势、锋利。他家一直是女强男弱，他俩一直吵嚷着要孩子，可总是怀不上。

　　崔双一直爱面子，为了男人那点事儿，不好意思去医院，也不好意思让其他人知道。

　　妻子问我有什么办法能帮到崔双，我说："这不给他弄鹿茸酒呢吗？"

鹿茸酒

　　功效：壮阳补肾
　　材料：鹿茸15g，淮山药50g，白酒500毫升
　　做法：将鹿茸、淮山药洗净后，放入酒坛中，用白酒密封浸泡10天，即可取酒饮用。

　　大约两个月后，崔双满面红光地来家里接我和妻子，说要请我们吃饭。妻子开他的玩笑："你这铁公鸡素来一毛不拔，这么满面红光地来请我们吃饭，有什么喜事呀？"

　　崔双不好意思地挠头说："我要当爸爸啦！这多亏了你们的帮忙啊。"

　　鹿茸是著名的壮阳滋补品，适用于肾阳虚所引起的腰膝酸软、阳痿早泄及不育症、贫血等症，有温肾壮阳、填精助孕、补气血的作用，对阳虚体弱者有良好的强壮作用。山药味甘、性平，归脾、肺、肾经，它含有蛋白质、糖类、维生素、脂肪、胆碱、淀粉酶等成分，还含有碘、钙、铁、磷等人体不可缺少的无机盐和微量元素，二者巧妙搭配泡在白酒中饮用，既可强肾壮阳，还可以强身健体。

┌─ 小贴士 ───

1. 服用本品宜从小量开始，缓缓增加，不宜骤用大量，以免阳升风动，易流鼻血。

2. 鹿茸的有效成分会与水果和蔬菜中的鞣酸发生反应而被破坏，因而饮用后，不适宜再吃其他水果和青菜。

3. 鹿茸不宜长时间放在冰箱里，若需长期保存，可放在一个干净的玻璃瓶内，将瓶盖封严，搁置在阴凉通风处。

4. 山药皮中所含的皂角素或黏液里含的植物碱，少数人接触会引起山药过敏而发痒，处理山药时可戴手套，避免直接接触皮肤。

└──

红颜酒，养颜悦色不是奢求

九月末的一天，邻居肖姐拎着一只烧鸡和一篮水果来敲门。我急忙把她迎进屋，彼此客套几句后，肖姐才说明来意："听说你很懂中医，我想让你帮我出个方子，调节一下我的气色和皮肤。你看我这皮肤干燥的，都起皮了。"

肖姐摸着自己的脸颊，果然有一些细屑。肖姐还说，自己长期熬夜工作，身体没有任何不适，只是毛孔粗大、干燥，而且很黑，不透气，总像没有洗干净一样。

我告诉肖姐："平时要多吃一些补血补气的食物，来调节血气和内分泌。"肖姐说她每天都做红豆粥，面膜更是从不间断，却毫无效果。她看妻子气色红润、光洁明亮，便让我开几副中药帮她调理一下，我连忙摆手："我可不敢打保票。但我知道一种红颜酒，专门养颜悦色的，你可以试试。"

| 红颜酒 | 功效：养颜
材料：核桃仁100g，红枣100g，白蜜100g，酥油50g，杏仁50g，白酒3000毫升
做法：将杏仁和核桃仁去皮去尖一起研成粉末后，和红枣、酥油、白蜜一起搅拌均匀，用白酒一起浸泡于酒坛内，密封20天后，即能取酒饮用。 |

隔了一段时间后，在楼下碰到肖姐，她的皮肤变得白细光滑、有光泽，就连原来毛糙的头发也变得乌黑亮丽，和先前判若两人。肖姐告诉我说："喝了红颜酒以后，不仅皮肤和面色更好了，就连腰酸乏力、胸闷气短、易暴躁的毛病也得到了改善。老公直夸我年轻漂亮，更疼我啦。"

也有人把红颜酒叫作"不老汤"，顾名思义具有养颜悦色之功效。核桃仁可以补肾固精、温肺定喘。杏仁能润肺止嗽、平喘化痰，而且两者均有滋润肌肤之功能，再配以红枣、白蜜、酥油等滋补之品，不但能补肺益肾、补气平喘，辅助治疗老年肺肾亏损引起的咳喘症，还有美容养颜的作用。红枣更是美容佳品，可补血提气、延缓衰老，酥油和白蜜可以润肠通便，这几款食材巧妙搭配，当然可以排毒驻颜、调理身心。

小贴士

面部皮肤暗淡无光的人，长期饮用红枣泡水，也可得到改善。酥油含有大量的维生素A，可以温中理胃，维生素A缺乏者可多多饮用。

家有心血管疾病老人，西洋参酒不可少 ◇◇◇◇◇◇◇◇◇◇◇◇◇◇◇◇◇◇

一天清晨，突然接到朋友郑雪的电话，说她在家忙得乱套了，让我去帮忙。

我急问："出了什么事啊？"

郑雪说："我奶奶住院了，我要陪床护理，可我爸妈旅游去了，赶不回来，爷爷又半身不遂，没人管不行啊。"

我急忙穿上衣服，向单位请了假，跑去郑雪家，帮她照顾爷爷。

爷爷的口齿也不清楚，断断续续地跟我说："我老伴呀，就是不听话。她本身血压、血糖、血脂都高，常常口干、头晕、气短、乏力，自己还不控制，整天吃肉、抽烟。昨天晚上，竟在上床的时候突然头晕目眩，栽倒在地上。幸亏离医院近，郑雪又在家，抢救及时，要不早就去阎王爷那儿报道喽。"

我安慰爷爷："不用担心，现在医学发达，肯定没事的，过几天就会出院啦。"

我看诊多年，自然知道心血管疾病的厉害，患者本身就心律不齐、心肌收缩能力下降，再加上老年常见的三高现象，心血管疾病很难控制。情绪不稳或受了刺激，甚至是过度劳累都会诱发病情加重，如果医治不及时，还会造成心肌梗死、脑血栓、脑出血等症状，有性命之忧。

下午的时候，我伺候爷爷入睡，便给郑雪打电话问询情况，郑雪说："幸亏抢救及时，没什么大事，但要住院用药一个星期，再观察几天看看。"

得知奶奶没事，我就放心了。晚上回家跟妻子说起此事，说："服药也是治标不治本，想彻底预防心血管疾病的发生和发病，一定要养成良好的生活习惯，饮食清淡，不能抽烟，更要控制好情绪，不能过于大喜大悲，更要劳逸结合，不能太累。"

临睡前，我决定明天给郑雪带点西洋参酒过去。

西洋参酒

症状：心血管疾病

材料：西洋参50g，白酒1000毫升

做法：西洋参切成薄片，放入白酒中密封，浸泡10天即可取酒饮用。

后来听郑雪说，奶奶喝了西洋参酒后，再也没有犯过病，而且体虚、胸闷、喘长气、头晕的现象都不见了。奶奶听了我的话，也开始注意控制情绪和饮食，连她最喜欢的咸菜都不吃了，身体比以前好多了很多。奶奶还夸我呢，说我孝顺懂事，谁有事都愿意帮忙，真是好人呢。

西洋参性凉，味甘、微苦，可以补气养阴、清热生津。常服西洋参可以抗心律失常、心肌缺血、心肌氧化，强化心肌收缩能力。冠心病患者症状表现为血气两虚、心慌气短，可长期服用西洋参，疗效显著。西洋参还能调节血压，有效降低暂时性和持久性血压，有助于高血压、心律失常、冠心病、急性心肌梗死、脑血栓等疾病的恢复，并有提高免疫力、促进血液活力的功能。

┌─ 小贴士 ─────────────────────────────

1. 因茶叶中含有大量鞣酸，会破坏西洋参中的有效成分，所以喝西洋参酒的二到三天内，禁止喝茶，也尽量不要喝咖啡，会抑制西洋参的效果。

2. 西洋参为补气食品，白萝卜是泄气的，二者在功能上相矛盾，所以在饮用本西洋参酒的一天内，禁止吃白萝卜。

3. 此外，"非虚勿补"，如果身体并无不适，不宜经常服用西洋参含片。

└──────────────────────────────────────

腰膝疼痛四肢麻木，别忘了杜仲酒 ◇◇◇◇◇◇◇◇◇◇◇◇◇◇◇

妻子的闺蜜赵丹是一位全职妈妈，4岁的儿子很乖巧，老公对她疼爱有加，饭菜和家务都是公婆做，白天儿子还上幼儿园。但每次见面，她都是一副疲惫不堪的样子，而且一次比一次没精神。妻子细问她还有什么症状，她却说："去医院检查都没病啊，但就是累，没有力气，腰膝酸软、疼痛，有时候手脚都麻，感觉记忆力也大不如前。"妻子干脆把她请到家里来做客。

我问她："是不是夜里盗汗，总是口干舌燥？"赵丹连连点头称是。我告诉她："这是气血亏损的症状，而且时常伴有四肢酸疼、麻木等症状。"赵丹直说："是啊，那该怎么办？开点中药调理一下？"

我笑说："我不给你吃药，给你喝点有情致的小酒，既能怡情，又能治病，可好？"

赵丹的眼睛瞪得溜圆："还有这好事？"我眨眨眼："当然。"

杜仲酒

症状：腰膝疼痛四肢麻木

材料：杜仲100g，丹参20g，川芎50g，白酒1000毫升

做法：将三种药材分别切成色子块，用纱布包好，放入酒坛后，用白酒密封浸泡20天即可取饮。每次10毫升，每日2次。

赵丹是个没长性的人，我开完方子告诉她要坚持喝才能看到效果，也不知道她坚持没有。直到妻子偶然间去她的微博，看到她拍的美食照片和一些三亚的景观，这才知道，人家携夫带子旅游去了。妻子问她："身体一直不舒服，这么走不累吗？"她在微博上回复："自从喝了你家的杜仲酒，腿不疼了，腰不酸了，一口气能上五楼啦。"

杜仲具有清除体内垃圾、加强人体细胞的新陈代谢、防止肌肉骨骼老化、平衡人体血压、分解体内胆固醇、降低体内脂肪、恢复血管弹性、利尿清热、广谱抗菌的作用。丹参味苦、性微寒，归心、肝经，有祛淤止痛、活血通经、清心除烦之功效，对胸腹刺痛、热痹疼痛、疮疡肿痛、心烦不眠、心绞痛有显著疗效。川芎味辛、性温，归肝、胆、心经，气香升散，具有活血行气、祛风止痛的功效。老年人肝肾两亏、筋骨俱虚所致腰背酸痛、腿膝无力、四肢麻木等，也可以多多饮用杜仲酒。

---小贴士---

杜仲百无禁忌，任何人都可以食用。丹参不可和阿司匹林、酸性食物、羊肝、葱、牛奶、藜芦同时服用。另外，丹参能活血化淤，高血压者慎用。

首乌酒，白发就能变青丝

一天上街，看到豆豆幼儿园时的姜老师。说实话，她若不主动跟我打招呼，我都没认出她来。

姜老师带豆豆的时候，刚刚三十出头，每天都笑眯眯的，见到孩子和家长都会主动热情地打招呼，让人备感亲切。让人印象深刻的是她那一头波浪的卷发，显得成熟、大方又美丽。可现在，她的头发夹杂着很多白发，特别显老，像五六十岁的大妈。我不知道人家是故意学流行染的还是疾病引起的，不敢冒昧询问，只是客气几句。

姜老师却主动问我："李先生，听说你是中医，能不能给我看看啊？"我试探性地问："你怎么了？"她抓着自己的头发说："你看，我的头发白了很多，而且掉得厉害，吃了好多药都不管用。"

我说："原来是生病了，我还以为你追赶时髦染的呢。"

我又问姜老师平时是否会头晕、心悸、腰膝酸软，而且心律不齐，姜老师连连点头称是。我说："如果家里没有遗传的白发病史，那就是因为压力大、睡眠不好、爱生气，导致供血不足、阻滞毛囊代谢，从而产生了白头。"

姜老师说："家里没有少白头的，就我一个。这两年我白天要上班，晚上学习准备考公务员，还要做家务、照顾孩子，确实挺吃力，心情也不好，常发脾气。"

我说："我给你开一个药酒的方子，你服用看看。但首先是调整好心态，放松心情，否则，就是华佗再世也没办法。"

姜老师不好意思地问道："心情不好也能引起白发吗？"

我将食疗方子递给姜老师说："当然了，精神紧张、忧愁伤感、焦虑不安、恐慌惊吓等都是造成少白头的原因。现代医学认为，不良的精神因素会造成供应毛发营养的血管发生痉挛，使毛乳头、毛球部的色素细胞分泌黑色素的功能发生障碍，影响黑色素颗粒的形成和运送，从而造成白头。"

姜老师接过方剂，笑道："我听你的，回家多锻炼身体，多吃营养的食品，调整一下心态。"

我说："这就对了嘛，什么都没有健康重要。"

首乌酒

> **症状：** 白发早生
> **材料：** 首乌100g，首乌藤100g，白酒1000毫升
> **做法：** 将首乌和首乌藤分别切成色子块，放入酒坛中密封，再浸泡15天后，即可取酒饮。每次5～10毫升，每日2次。

和姜老师一直也不太走动，关系又不是太亲近，我也没敢问她喝了之后效果怎么样。直到她再次来我家，一头白发又变成了青丝，而且又烫成了波浪卷发，漂亮迷人。她的面色也好了很多，说自己的失眠多梦彻底好了，头发不仅仅变黑了，也不掉了，这个首乌酒真的很强悍呀。

首乌性平、味苦，归肝、肾经，具有养血滋阴、润肠通便、祛风、解毒的功效。主治血虚引起的头昏目眩、心悸、失眠，肝肾阴虚引起的腰膝酸软、须发早白、耳鸣、遗精盗汗等。首乌藤性平、味甘，归心、肝经，具有养心安神、祛风通络的功效，主治失眠多梦、血虚身痛、肌肤麻木、风湿痹痛、风疮疥癣等症，对体虚所致的头晕、心悸、腰膝酸软、须发早白及动脉硬化、高脂血症、冠心病等心脑血管疾病等也有一定疗效。

┌─ 小贴士 ─

大便溏泄及有湿痰者慎服。饮用期间，还要忌食猪肉、血、无鳞鱼、萝卜、葱、蒜。同时要注意何首乌有制过和没制过的区别，没有制的何首乌有毒，不能食用。

风湿骨痛？就喝风湿骨痛药酒 ◇◇◇◇◇◇◇◇◇◇◇◇◇◇◇◇◇◇◇◇◇◇◇◇

农村的表舅来看妈妈，我去火车站迎接时，就发现几年没见，表舅老了很多，而且腿脚也不灵便，走路很吃力，丝毫没有前几年的利索。急忙上前去扶他，表舅笑着摆手："不用扶，不用扶，我自己能走，就是慢点。"

妈妈看到表舅也很惊讶，问他怎么突然腿脚僵硬，回弯都有些困难。表舅说："唉，前年为了多挣点钱，冬天出去摆摊卖糖葫芦，天寒地冻的，得了风湿。"

妈妈的眼角有些湿润，急问他吃了药没有，表舅再次叹气："吃了挺多药，可都不管用，风湿骨痛，是很难根治的。"妈妈急忙抓住我的手，让我给开点中药的方子，就算不能彻底治好，能缓解疼痛也行啊。

我急忙安慰妈妈："你不说我也得给表舅弄药，他不只是你表弟，也是我的亲人啊。"

风湿骨痛药酒

症状：风湿骨痛

材料：丁公藤200g，豨莶草100g，老鹳草100g，桑枝100g，白酒2000毫升

做法：将各味药材切成小块，放到纱布袋中，再装入酒坛后，用白酒密封浸泡15天，即可饮用。

表舅平时在家也喜欢小饮几杯，有了这个能祛病的药酒后，一日三餐更是按量饮用。表舅刚喝几天后，总是出汗，来咨询我，我说："这是好现象呀，风湿主要是寒凉引起的，只有将寒凉之气逼出体外，才能恢复身体机能。"

丁公藤有祛风胜湿、舒筋活络、消肿、发汗、止痛的功效，主治风湿

性关节炎、类风湿性关节炎、坐骨神经痛、半身不遂、跌打肿痛。豨莶草味辛、苦，性寒，归肝、肾经，可以祛风湿、通经络、清热解毒、降血压。自古民间就有用老鹳草祛风、活血、清热解毒，治风湿疼痛、拘挛麻木、痈疽、跌打的案例。桑枝微苦，入阴、肺、肾、手、足经，具有祛风湿、通经络、利水气的作用。

半个月后，接到表舅的电话，说他现在腿、后背、关节都不僵硬、不疼了，真要感谢我。我笑说："谢什么啊，都是一家人，你们好好的，我也就不用担心啦。"

┌─ 小贴士 ─────────────────────────────────
│
│　　本药酒有强烈的发汗作用，虚弱者慎用，孕妇忌服。此外，平时工作、生活要注意保暖，切不可长时间浸泡凉水或受风寒，以免引起风湿骨病。
│
└──

跌打损伤，少林八仙酒来帮忙

爸爸爱运动，又不服老，常常骑上一个小时的自行车去江边钓鱼。妻子担心他岁数大了，腿脚不灵便，路上出什么意外，总说开车送爸爸。可爸爸总是摆手拒绝："不用送，运动运动更好，你别看我老了，可腿脚不笨，上下车都不是事儿。"

爸爸钓鱼一般中午就回来，可有一次都下午两点了也不见人影，打电话又总是关机，妻子担心他出了什么意外，就让我去江边找。谁知，半路上竟看到爸爸推着自动车一瘸一拐地往家赶呢。急忙下来搀扶，爸爸不好意思地说："下自行车的时候腿没抬利索，摔倒了，脚脖子也受伤了，疼得厉害。"

我连忙将自行车放到后备箱，搀扶爸爸上车："那怎么不打电话？我来接你呀。"

爸爸掏出手机说："手机屏幕都摔坏了，打不通。"

妻子担心是骨头受伤，打算直接开车去医院拍片子。爸爸却摇头："我感觉骨头没坏，不然我哪能走路啊，就是擦破了点皮，红肿得厉害，没什么大事，不用去医院。"

我看了看爸爸的情况，能走动，有些微疼，就是肿得厉害，而且皮肤泛红，有点擦伤。忍不住抱怨两句："这个老倔头，跟你说了天气不好，别去了，也不听。这就是轻微的跌打损伤，赶紧回去吧，家里有备用的八仙酒，我给你揉揉，再喝几天，就没事了。"

八仙酒

症状：跌打损伤

材料：丁香30g，当归30g，川芎90g，红花90g，三七15g，凤仙花54g，苏木50g，乌梢蛇一条，白酒2000毫升

做法：将几味药材切碎成末，与白酒一起放到酒坛中密封浸泡30日天后，即可取酒饮用。

回到家以后，我看着爸爸红肿的脚脖子，先是用温热的毛巾擦拭干净，接着就用八仙酒轻轻按摩。爸爸一开始疼得直嚷嚷，渐渐地便感觉不那么疼了。爸爸连外用加内服八仙酒一周后，红肿消退，不痛不痒，直感叹："家里有个中医真不错，什么小毛病都能自己处理，不用总是麻烦地跑医院。"

当归、红花、三七都具有补血、活血、化淤止痛的作用。凤仙花可利湿消肿，解毒。乌梢蛇可以祛风、通络、止痉。将它们融合一起，用白酒浸泡，可彼此促进药效的发挥，大大加强药性。

小贴士

此酒有极强的活血作用，孕妇忌服。服用三七时忌食虾类。

耳聋耳鸣，聪耳酒派上大用场

同事赵姐刚刚四十出头，虽然生活富裕、家庭和睦，衣着妆容也很得体，却总是一副憔悴不堪的样子。听同事私下议论，赵姐挺高傲，跟她打招呼，她总是点头微笑而已，从不回答，人缘相当差。

可我了解赵姐，她不是那样的人。私下我问她怎么早上见面也不跟人说话，只是微笑，赵姐连忙解释说："哎呀，我也不知道最近怎么了，耳朵里嗡嗡响，还耳聋，搞得我的头都跟着疼。特别是一到了晚上，耳朵里响得都影响睡眠，有时候还有幻听，受罪不说，也挺尴尬。可咱们单位刚体检完，我没毛病啊。"

我笑说："听觉系统中，如果传音、感音及听觉传导通路任何一方产生病变，都会造成听功能障碍，产生不同程度的听力减退，统称为耳聋。像你说的这种突发性耳聋，多数原因应该是急性内耳微循环障碍和病毒感染是引起的，可能耳朵里有炎症。"

赵姐说："那有什么好方子能派上用场吗？"

我说："喝点聪耳酒吧。"

聪耳酒	
症状：耳聋耳鸣	
材料：磁石100g，川木通300g，石菖蒲300g，白酒2000毫升	
做法：将三味药材全部研成颗粒状，装入纱布袋中，和白酒一起放到酒坛中密封浸泡14天后，即可取出饮用。	

过段时间跟赵姐聊天，她的耳聋耳鸣有了明显好转，赵姐说："喝了你开的聪耳酒后，耳朵里不再有嗡嗡声，也能睡着觉了，而且听力也恢复了，工作、生活中都方便了很多。看来这中药要是运用得当，效果比西药还强

哦。"

我笑说："当然了，中医可是中国上下五千年的精髓，当然功效强大了。而且纯中草药制剂，没有副作用，服用起来安全放心。"

磁石专治目花、耳聋、耳鸣、惊悸、失眠。川木通性淡，归心、小肠、膀胱经，主治利尿通淋、清心除烦，通经络、活血、散风、去湿。石菖蒲性温、微苦，对热病神昏、健忘、气闭耳聋、心胸烦闷、肿毒、跌打损伤等疗效显著。三者配上辛辣祛湿的白酒，彼此融合，将药效发挥到极致，既可以聪耳明目、纳气平喘，还可以温中散寒、舒筋通络。

小贴士

磁石研末外敷，可治痈疮肿毒及创伤出血。用磁石做枕芯，最适合头部的磁疗强度，对颈椎患者有磁疗的功效。

疥疮瘙痒不发愁，灭疥酒来止痒 ◇◇◇◇◇◇◇◇◇◇◇◇◇◇◇◇

外地的老姨突然打电话给我，支吾了半天说："我想去你那儿看病，你有空领我去医院不？"

我急忙说："那还用问吗，赶紧来吧。你哪儿不舒服呀？"

老姨说："我就是上班的时候蒸馒头，起锅的时候热气烫了一下手。可不知道为什么，手指间都起了一个个红色的小疱疹，有时候还痒，甚至还扩散成一片一片的，吃了好多药也不见效。领导怕我这病传染，都不想用我了。"

我急说："那赶紧来吧，别耽搁了，健康问题最重要。"

第二天晚上，把老姨接到家，饭都没顾上吃，就先给老姨看看。

我捏着老姨的手指说："你看，你先是指缝里有，现在手背上也有了，还有红色的疱疹样。如果没错的话，这应该是疥疮。你感觉到有瘙痒吧？"

老姨点头说："对，痒，而且夜里痒得更厉害。"

我说："它属于慢性皮肤病，你周围肯定有这样的患者，所以回去之后你也要注意，不能再被传染。现在我给你弄点灭疥酒喝喝，你连用20天左右，应该就能好转。"

灭疥酒

症状：疥疮瘙痒

材料：硫黄50g，雄黄6g，轻粉3g，樟脑1g，白酒500毫升

做法：先将四种药材研磨成粉末状，再用白酒浸泡于酒坛中，密封5天后即可。每晚临睡前用消毒棉花蘸药酒涂擦患处，连续20日。

为了让老姨更快地治好这个疥疮，顺便帮她调理一下身体，我就代老姨向单位请了假，在我家住上一个月。老姨用了这个酒以后没多久，手上的疥疮慢慢脱皮，并长出了新肉，而且再没扩散到别的地方。老姨哭着跟我说："有你这个外甥真好，要不然我真是不知道该怎么办了。"

硫黄与皮肤接触，在体温下可生成硫化氢，有杀灭疥虫的作用。雄黄有抗肿瘤作用，并对细胞有腐蚀作用。轻粉外用可杀菌。樟脑也可杀虫止痒、消肿止痛。三者混合使用，灭疥止痒，功效更强劲。

小贴士

疥疮的患者会有一些瘙痒感，切不可胡乱抓挠，以免感染扩散或引起其他病毒等继发损害。此外，还要注意个人卫生，保持患处的干燥，更要做好隔离措施，以免传染他人。

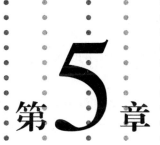

第**5**章

最好的医生在厨房

药点，当药变成美食，没理由不爱上它

好吃又解暑，当属绿豆糕 ◇◇◇◇◇◇◇◇◇◇◇◇◇◇◇◇◇◇◇◇◇◇

今年的夏天好像特别热，只要豆豆妈妈回家，第一件事就是调节空调的温度。有的时候冷得我要披上一件厚外套，豆豆妈妈却靠在沙发上一直嚷："好爽啊。"

最终我还是忍不住关了空调，还把家中老式的电风扇搬了出来。豆豆妈妈嘟着嘴："天这么热，你还不让开空调，回头我中暑了，看你怎么办。"我无奈地说："什么叫中暑？什么叫暑热？"

夏天气温高，人体容易大量出汗，汗液的涌出对身体的损耗非常大，也就是中医学上说的阳气外发。根据中医"顺应天然"的养生原则，此时根本不是防暑降温的良机，而是应该做好养护阳气的工作。如果按照豆豆妈妈的理论，用"凉"去硬碰硬地对抗"热"，反而特别容易损伤体内阳气。

当我们的身体里有汗排不出，寒邪就会被留存在体内，容易造成身体畏寒。一旦身体出现畏寒的状况，就会特别容易感冒、腹泻胃疼，还容易患上肠道疾病等，甚至还会有一些病症潜伏在身体里一时看不出来，给身体留下病根隐患。

豆豆妈妈听了我所讲，不服气地说："要按照你这么说，我这夏天，空调不能吹，冷饮不能吃，那就把我活活热死好啦。"我说："说一千道一万，你呀，就是馋嘴，不就是不能吃冷饮嘛，那么大个人了，至于因为吃影响健康嘛。不过，有一样你最爱吃的，这个季节正好可以吃哦。"豆豆妈妈一听到吃，眼睛都亮了，急问是什么，我笑着说："绿豆糕。"

绿豆糕

功效：解暑

材料：绿豆粉300g，糖粉180g，水40毫升，色拉油150毫升，麻油10毫升，芝麻馅若干做法：

1. 将绿豆粉和糖粉掺到一起搅拌均匀。用细筛过滤搅拌好的绿豆粉和糖粉，滤去大的颗粒，留下细粉末。

2. 将水和色拉油、麻油一起倒入筛好的绿豆粉和糖粉中搅拌均匀，放置半小时。

3. 将芝麻馅和绿豆粉、糖粉一起搅拌均匀，放到模具中，压成形，放蒸笼中蒸5分钟后，拿出晾凉即可。

这个绿豆糕最宜夏天食用，有解暑强身的妙用。不过要提醒的是，不论哪种方剂，在食用过程中都讲求适可而止，所以，绿豆糕虽然可以经常食用，但不可替代主食，它只是一款用来消暑的小点心而已。话虽这么说，可绿豆糕竟然有这么大的疗效还是让妻子差点跌破眼镜，实际上许多人都不知道，我们从小吃到大的美味，竟然是一款调节身体、解暑强身的妙品。

中医典籍上说，绿豆味甘、性寒，有清热解毒、消暑、利尿、祛痘的作用。据《本草纲目》记载：绿豆"厚肠胃。作枕，明目，治头风头痛。除吐逆。治痘毒，利肿胀"。绿豆还对葡萄球菌以及某些病毒有抑制作用，能抗感染。

┌─ 小贴士 ─────────────────────────
　绿豆性寒，体质虚寒者不宜多食或久食，脾胃虚寒泄泻者慎食。
└─────────────────────────────────

遗精失眠不用怕，八宝枣糕来滋补 ◇◇◇◇◇◇◇◇◇◇◇◇◇◇◇◇◇◇◇◇◇

死党张强最近神神秘秘的，总是拉着我想说话，却又遮遮掩掩的，在我的逼问之下，才支支吾吾地说出腰酸腿疼、睡眠不好、遗精多梦几个词，他看起来很尴尬，我却觉得这没有什么不好意思的，只要是身体出现不适的症状，就必须找医生进行指导，因为有的时候，在我们眼中并不严重的小毛病，也许埋藏着很深的隐患，就如同张强的这种遗精失眠。

张强的这种症状在中医中属于阴虚，而阴虚也是有着细致分类的，例如：普通阴虚，它的表现是腰膝酸痛，口手足心热，心烦失眠，潮热盗汗，遗精，两眼干涩，眩晕耳鸣等。还有一种叫做肾阴虚，它主要体现为腰腿酸软、足跟痛，手足心热或兼有心烦热，失眠盗汗，遗精，脱发，牙齿松动。但凡身体出现上述问题者，大多因为身体虚亏。甚至有的人遗精时间久了，会导致肾阴耗竭，心火独亢，主要表现为心烦不寐，五心烦热，耳鸣健忘，舌红，脉细数。

中医讲究治本，所以，在治疗过程中还是要从根基入手，以饮食作为调理方针，让张强在每日饮食中找到一个平衡点，慢慢地将所有症状扭转过来。

八宝枣糕

症状：遗精失眠

材料：精白面粉600g，鸡蛋500g，白糖500g，猪板油500g，核桃仁500g，熟黑芝麻200g，龙眼肉100g，枸杞子150g，红枣200g，蜜玫瑰50g

做法：猪板油去皮筋、洗净，切成豌豆大小的颗粒。龙眼肉、红枣肉切小粒状。鸡蛋打入盆内，加白糖调至乳白色，倒入面粉搅匀，再放上上述材料及枸杞子、蜜玫瑰，搅匀。蒸笼内铺好皮纸，放30厘米见方、5厘米高的木框1个（如果没有木框，可用大的不锈钢盆代替），将调好的枣糕倒入其中，摊平，撒入芝麻。蒸30分钟，取出糕冷却，切块。

张强拿回方剂后，他老婆为他每周蒸制。短短数周，夫妻俩再次来我们家，明显感觉他身体强健、气色红润。张强的老婆说，这款八宝枣糕不但张强吃了效果好，女人吃了也感觉不错呢。

枣糕有健脾益胃的功效，对于脾胃虚弱、腹泻、倦怠无力的人有着很好的疗效。而且枣糕补气养血，红枣为补养佳品，食疗药膳中常加入红枣以补养身体、滋润气血。医学博士孙安迪大力提倡平时多吃红枣、黄芪、枸杞，能提升身体的元气，增强免疫力。

┌─小贴士─────────────────────────────

选用红枣糕进补也并不是适宜所有的人，一些女孩在经血时期，如果会出现眼肿或者脚肿的征象，这是湿重的体现，这种人群就不适合服食枣糕。这是因为红枣味甜，多吃容易生痰生湿导致水湿积于体内，反而加剧浮肿症状。

└───────────────────────────────────

远离心神不宁，多吃宁心松糕

我最近不知道是怎么了，总感觉心慌心悸，有的时候坐着走着，眼皮就不受控制地乱跳，总好像家中要出什么事似的。还动不动就出神，那天洗着衣服，豆豆进来喊了我一声，我竟然吓得手中的肥皂都掉到了地上。豆豆跑出去问妈妈："爸爸最近是怎么啦？"豆豆妈妈小声说："别说了，你爸爸最近脾气特暴躁，我就说了他一句，好家伙，还生气了。"

第N次地从梦中惊醒后，我真觉得自己生病了。一个大活人，要是吃也吃不好，睡也睡不香，不是生病了，还能是什么？

我开始思索最近是不是遇到了什么烦心事。要说这烦心事，还真是有，前些日子我爸爸住院，我看护了半个月，真是又累又上火。结果老爷子出院了，我的身体就出状况了。想到这里我心下了然。

心神不宁、惊悸不安、神志恍惚或狂躁妄动等，大都是由于心气、心血、心阴、心阳失调等原因引起的，在中医理论中，属于心不主神所致，涉及很多器官，如肺、肝、脾、肾。

而病因有很多种，我是因为饮食不节、情志不节、劳心思虑、久病体虚等。这就涉及病理因素，包括痰、火、淤、气、水以及本虚。看来，我需要祛邪扶正、安神益智喽。

宁心松糕

症状：心神不宁

材料：糯米粉100g，粳米粉200g，白砂糖500g，猪油馅250g，莲子100g，百合100g，柏子仁100g，玫瑰花少许

做法：

1. 将百合、柏子仁、糯米粉、粳米粉放在一起，并加水搅成糊状，放入铺有油纸的蒸笼上，摊平。

2. 把莲子、玫瑰花及猪油馅放在摊平的糕粉上，再撒上白砂糖后盖盖烧开，大火蒸20分钟后，在上面喷洒一层温水，再盖盖焖蒸2分钟即可出锅。

宁心方糕虽然做法复杂，需要准备的材料较多，但是效果不错。记得我没结婚那时候，一出现这种心神不宁的状态，妈妈就给我买丹参片，吃了一瓶又一瓶，虽说也有效果，可和这松糕相比，我觉得还是松糕又好吃又管用。

宁心松糕有安心养神的功效，专治心神不宁、失眠。糕中的莲子能补五脏不足，通利十二经脉气血，使气血畅而不腐，对心神不宁疗效显著。百合有润肺止咳、宁心安神、美容养颜、防癌抗癌的效用。柏子仁的养心安神、润肠通便的功效，在中药中更是首屈一指。三者搭配，简直就是安心养神的利器。

小贴士

久治不愈的便秘患者，禁止服食莲子，以免加重病情。如患有风寒感冒，即应停止服用带有百合的食品。

便血吐血怎么办？试试补虚止血藕米糕 ◇◇◇◇◇◇◇◇◇◇◇◇◇◇

每个周末我都会买很多菜回家，好不容易休息两天，一定要多做些好吃的给家人补补。可今天我哼着歌一进屋就发现气氛不对，妻子非常不开心的样子，忧心忡忡地在一边翻着书，一边长吁短叹。

"你怎么啦？"我问。妻子叹着气说："李伯伯住院啦，我明天得去医院看看。"

"啊，李伯伯身体挺好的啊？怎么突然住院了呢？"我惊讶。

妻子说："李阿姨说，检查结果倒是出来了，是上消化道出血。你没看你李阿姨当时哭的呦！她说了，李伯伯一开始就是有点少量便血，当时家人谁也没当回事，因为李伯伯有痔疮，都以为是痔疮犯了，可没想到，他吃着饭突然咳嗽起来，用纸巾一擦嘴，上面都是血，这才急忙送的医院。"

谁能想到，每天不是打球就是登山的李伯伯，会突然得了这种病。妻子忧愁地说："这种病的成因是什么啊？怎么会这么防不胜防？"

我拍了拍她的肩说："在我们中医学说中，压根就没有什么防不胜防的病，一切病情的发作，都是有缘由的。"

中医认为，上消化道出血主要原因在于胃，换句话说，李伯伯这种情况属于胃部经络受损所致，像是平时饮食不注意，暴饮暴食，大量吃些刺激性油腻食物，或者过量饮酒，都可能造成上消化道出血，导致便血、吐血。

而且，李伯伯过量运动和这种病也是有关系的，整天不服老，不停地登山、游泳，身体就得不到适当休息。尤其李伯伯年轻的时候脾胃就不太好，偏偏又喜欢吃生冷食物。再加上他的脾气火爆，终日为些小事就肝火上升，导致虚火旺盛殃及了胃络。

不过，好在他已经及时就医，问题不大。

我说："李伯伯这种病啊，对饮食要求很严格，我找找看有什么合适的方剂，适合他现在的情况。好在中医药膳是个博大精深的专业，老祖宗千百年传下来的东西，总能让我们找到适合的方剂。"

<table>
<tr><td>补虚止血藕米糕</td><td>症状：便血吐血
材料：藕粉、糯米饭、白糖各250g
做法：将以上三者混在一起，加水揉成面团，放在蒸笼上蒸熟，然后切成块。</td></tr>
</table>

妻子有些纳闷地问我："李伯伯现在已经消化道出血了，这藕米糕他能吃吗？"

我安慰她说："他现在的身体状况也就能喝点藕粉，这是等他出院后可以吃主食的时候吃的。你可别小看了这藕米糕，它可有妙用。"

藕粉有清热凉血作用，可用来治疗热性病症。莲藕本身味甘多液，对热病口渴、衄血、咯血、下血者尤为有益。糯米含有蛋白质、脂肪、糖类、钙、磷、铁、维生素B_1、维生素B_2、烟酸及淀粉等，营养丰富，为温补强壮食品，具有补中益气、健脾养胃、止虚汗之功效，对食欲不佳、腹胀腹泻有一定的缓解作用。

┌─ 小贴士 ──────────

凡湿热痰火偏盛之人忌食糯米；发热、咳嗽痰黄、黄疸、腹胀之人忌食糯米。

工作疲劳食欲不振，山药糕美味又健体 ◇◇◇◇◇◇◇◇◇◇

最近，豆豆妈妈回到家里什么事都不想做，就懒懒地坐在沙发上，不是看电视就是喝茶水。就连豆豆都说："妈妈现在好像树袋熊哦，整天懒洋洋的，除了吃就是睡。"

妻子晚上抱着我的胳膊撒娇说："我觉得一天下来身体特别疲惫，一点力气都没有。也没干多少活啊，和平时一样的工作量，可就是觉得浑身没劲。对了，你晚饭最好煮粥，我觉得我连吃饭的力气和胃口都没有。"听她这么说，我也觉得不对劲了，是啊，妻子最近确实吃得很少，人也瘦了一圈，这是怎么了嘛？

中医理论中，如果人长期处于疲倦状态，其实是相当损害身体的。不过，这种疲劳状态只要及时调整、控制，就没有大问题。就好比中医所说："积虚成损，积损成劳，最后才会积劳成疾。"而长期的疲劳、食欲不振，就会演变成慢性的脏腑受损，使身体器官失去调和，反过来又加剧人的疲劳感。

我决定全身心地为妻子进行调养。

山药糕

症状：**工作疲劳，食欲不振**

材料：**山药1000g，糯米粉250g，白糖500g，猪油100g，豆沙（含糖）75g**

做法：

1. 山药洗净，蒸熟去皮，研磨成泥。糯米粉用冷水搅拌成浆状。
2. 锅内放猪油、白糖，用小火烧开并搅拌均匀。
3. 放入山药泥轻轻搅拌，然后慢慢倒入糯米粉浆，边倒边搅拌，直到山药泥和糯米浆完全和锅中的猪油、白糖融合后盛出。
4. 将盛出的山药泥放入盘中，上面撒一层豆沙后，再平铺一层山药泥，放蒸笼中小火蒸30分钟即可。

山药糕是一种保健食品，而且应用广泛。豆豆妈妈吃过一段时间后，果然一扫往日的倦怠无力、食欲不振。以前总听健康讲座上说山药如何如何有营养，说实话，我没抱太大希望，看它那毛乎乎的样子，能有什么好效果？可这回通过实践验证，也不由得我不信了。

山药糕健脾益胃助消化，有利于脾胃的消化吸收，是一味平补脾胃的药食两用之品。不论脾阳亏或胃阴虚，皆可食用。临床上常用于治疗脾胃虚弱、食少体倦、泄泻等病症。糯米更是好东西，它有着滋肾益精、强健机体、滋肾益精的作用。大凡肾亏遗精、妇女白带多、小便频数等症，皆可服之。糯米还有降低血糖的作用，可用于治疗糖尿病，是糖尿病人的食疗佳品。

┌─ 小贴士 ─────────────────────────────

　　山药不宜和猪肝同时食用，猪肝中含有铜、铁、锌等微量元素，如遇山药则会破坏这些物质。

└────────────────────────────────────

痰热咳嗽不用愁，马蹄糕来解忧

　　这两天小丁也不知道怎么了，总是咳嗽，还吐痰。我们两个工作接触多，我总是担心会传染到我。其实不是我玻璃心，家里有孩子的家长们都会有这种体会，有的时候，真恨不得自己能练成金钟罩，罩住孩子，以免病菌什么的传染到孩子，孩子一生病，我们大人简直就要崩溃了。可现在小丁对着我这么咳嗽、吐痰，万一把我传染了，我再回家传染给豆豆，那就真是出大事了。

　　我问小丁："你吃药了吗？"小丁愁眉苦脸地说："别说了，药都吃了能有一抽屉了，可还是不见好。你看我这嘴唇干裂的，还总是觉得渴，"突然她放低声音说，"连尿都是黄的。"

　　"那你肯定是药吃得不对症。"我肯定地说。咳嗽也分为很多种：咳嗽气息急促，喉中有痰声，痰多稠黏或为黄痰，痰咳不出、咽不下，痰有热腥味，或痰中有血丝；有的时候还会感觉胸胁胀满，咳嗽胸痛，脸色绯红，身体发热，口干舌燥总想喝水，舌苔有薄薄的黄色、舌质发红的，肯定就是痰热咳嗽。

　　痰热咳嗽大多是因为我们肌体失衡，导致痰热蕴肺，肺失宣降，故而才会咳嗽。痰热咳嗽的患者大多痰呈黄色难以排出，而痰热化火，所以还会伴有喉咙痛楚，呼吸不畅，有时还会引发胸闷、嘴干，如果发现嘴巴很苦，那就是因为内火已经伤津。这时候一般都会舌苔变黄。

小丁听我说完这些，脸色都有些变了。"你快别说了，直接告诉我吃什么药吧。"小丁急忙央求。"嗨，这点小事吃药干嘛？来，给你一个我曾经吃过的方剂，保准药到病除。"

马蹄糕

症状：痰热咳嗽

材料：新鲜马蹄若干，马蹄粉半盒，冰糖少许

做法：新鲜马蹄洗好，切小片。马蹄粉用500毫升的水调成生浆。另取1000毫升的水加冰糖煮开，将煮开的水倒入生浆，做成半熟浆，再加入切好的马蹄，入锅蒸熟。蒸熟至透明即可。

马蹄糕清热化痰的威力不可小觑，尤其针对热证引发的症状更是效果奇佳。平时可将之作为下午茶的小点心，不但缓解饥饿，还能祛病强身，一举两得。马蹄的药用价值，在各种古籍典藏中都有记述。

马蹄味甘、性寒，具有清热化痰、开胃消食、生津润燥、明目醒酒的功效，临床适用于阴虚肺燥、咳嗽多痰、烦渴便秘、酒醉昏睡等症的治疗。尤其在治疗咳嗽多痰、咽干喉痛上有神奇的疗效。在呼吸道传染病流行季节，吃马蹄有利于流脑、麻疹、百日咳及急性咽喉炎的防治。

小贴士

马蹄不宜生吃，因为马蹄生长在泥中，外皮和内部都有可能附着较多的细菌和寄生虫，所以一定要洗净煮透后方可食用。由于马蹄性寒，故脾肾虚寒及血虚者应慎食。

消除积食健脾胃，萝卜饼妙不可言 ◇◇◇◇◇◇◇◇◇◇◇◇◇◇◇

又到了秋季家长联谊会的时间了，这个家长联谊会是我们几个比较好的家长小范围组织的，其实也就是我们几个大人带着孩子用一天的时间做游戏，吃东西。小孩子们一到了这个时候，都眼巴巴地想让自己的家长亮出绝活，让自己可以好好炫耀一下。家长们当然是各施奇招，于是，长条的餐台上，摆满了各式各样的食品，好吃的东西应有尽有。

第二天，女儿豆豆放学回来告诉我说，昨天参加联谊会的小伙伴阳阳没去上学。我觉得纳闷，昨天就数阳阳最开心啦。晚上，我给阳阳妈妈打了一个电话。阳阳妈妈焦急地说："我们在医院呢，阳阳不知道怎么了，今天早晨起来就发热。""是不是感冒了？"我问。阳阳妈妈说："化验了血，也没什么啊，可都一天了，高热退了一会儿就又起来，真愁人。"

一连两天，豆豆回来都跟我说，阳阳一直没来上学。我买了水果到阳阳家探望，阳阳妈妈见到我，愁眉苦脸地说："这孩子不知咋了，一个劲儿地发热，在医院看医生退热了，回头就又烧起来。""你没带孩子去看看中医啊？孩子别是积食了吧？"我猜测说。

积食也不是什么大问题，简单点说，就是孩子突然大量地进食，导致脾胃功能减弱，消化系统紊乱，引起发热等症状。不过，积食也是分类别的，比如说有的孩子对食物没有一点胃口，什么都不想吃，就说明孩子有食物积压在胃里，是胃部虚弱；而有的孩子特别能吃，但却越吃越瘦，其实这也是积食的一种表现，很有可能孩子的脾出现了问题。

像阳阳这种，第一天吃东西过多，第二天发烧的，就叫作有形积食，不能盲目地退烧，必须想办法让他身体里淤积的食物消化掉。

阳阳妈妈说："那倒好办，咱们去中医院买药吧，你说买什么开单子给我就行。"

"不忙，"我对阳阳妈妈说，"你们家有萝卜没有？"

接着，阳阳妈妈找出了萝卜，我给他们做了萝卜饼，让阳阳进行食疗。没多久，小家伙就又活蹦乱跳了。

萝卜饼

功效：消除积食

材料：白萝卜500g，**猪肉**250g，**面粉**500g

做法：白萝卜洗净，刮细丝，加葱末，入油锅略焖炒捞起；猪肉洗净，切成肉沫，与萝卜丝混合，加入适量盐、味精，拌匀成馅；面粉加入清水和成面团，分成10**个，分别将面团擀好，放入馅料做成饼，放入烤箱烤熟即可。**

萝卜饼味道清甜可口，老人、儿童用它来消积食、健脾胃是再好不过了。不过，脾胃自身还有一种奇怪的代谢模式，就是这种协助它们工作的食品不宜多吃，否则，一旦脾胃察觉有某种东西可以替代它们的功能，反而会在以后减弱它们的能力。

萝卜虽然属于蔬菜，却能增强机体免疫功能，萝卜中蕴含着丰富的维生素C和微量元素锌，有助于增强机体免疫功能，提高抗病能力。和同类蔬菜相比，萝卜中的芥子油能促进胃肠蠕动，增加食欲、帮助消化；萝卜中的淀粉酶能分解食物中的淀粉、脂肪，使之得到充分吸收。

小贴士

萝卜性偏寒凉而利肠，脾虚泄泻者少食或慎食。萝卜忌与人参、西洋参同食。

气虚体弱，茯苓饼有大用 ◇◇◇◇◇◇◇◇◇◇◇◇◇◇◇◇◇◇◇◇

我最喜欢周末在家休息的日子，侍弄侍弄花草、洗洗衣服、听听音乐，有时间再带着豆豆去公园散散步，生活在这些小事的映衬下，显得无比美好。

这个周末，我却没有享受到这份安逸，一大清早就被我妈妈的电话吵醒，她声音都有点颤抖："你今天不是休息吗？快回来看看你爸吧，他是不是要得脑血栓啊？我看他那症状怎么和对门的王老头那么像呢？"

我急匆匆地赶回家，妈妈焦虑地说："你爸爸最近也不知道是咋了，平时坐着就会出虚汗，有时候那汗啊，顺着脖子淌；睡觉吧总说全身麻，尤其这胳膊和腿啊，他说都麻的快没有知觉了；坐着看电视，站起来就头晕，前几天，差点都摔了。他还说他站久了就腰酸，有针扎的感觉，你再看看你爸爸现在，白头发越来越多。我问了咱对门的王老头，他说了，他当初得脑血栓好像就是你爸这症状。"

有的时候真的是会医者难自医，我真觉得我爸爸的病不算严重，换作是单位同事或身边朋友，我早就对症下药了。可面对爸爸的这些问题，我还是觉得有点着急。

气虚是可以表现出很多症状的，虽然在中医理论中大多指的是身体虚弱，但是像我爸爸这种面色苍白、呼吸短促，偶见四肢乏力、头晕，动则汗出，语声低微的表现，应该还是气虚的范畴。当然，在理论中，气虚还包括了元气、宗气、卫气虚损。

气虚，是因为我们身体里某处脏腑的正气虚弱造成的。例如心气虚则神智略见恍惚，肺气虚则治节不行，脾气虚则不思饮食，肝气虚则魂怯不平，肾气虚则阳道衰，致使男子滑精、女子多梦，胃气虚则胃口不佳，继而影响其他器官的营养吸收。以中医理论来说，气虚体弱多因先天不足，或后天失调，没有好好养护身体，或劳累过度，或久病不复，或肺脾肾等脏腑功能减退，气的生化不足等所致。

我决定去取些茯苓来给爸爸做方剂食疗。

茯苓饼

> **症状：气虚体弱**
>
> **材料：茯苓粉、大米粉、白糖各200g**
>
> **做法：茯苓粉、大米粉、白糖放锅内，加清水适量，调成糊状。用微火在平底锅里摊烙成薄饼。喜欢甜食的，还可以在里面加入果酱、果脯，味道更好。**

妈妈看见我拎着一袋子茯苓进屋，说是给爸爸烙饼、治病，有点不太高兴。她嘟囔道："家里什么中药没有？弄点这么便宜的东西来糊弄我，你也真好意思。这茯苓中药铺子一抓一大把，你爸爸病得那么重，这玩意就能把人吃好？"没办法，我只好耐心地给妈讲解，这茯苓对我爸这病确实是对症之药。

茯苓性淡、味甜，有健脾补中、宁心安神、利水祛湿的功效。适用于气虚体弱所致的心悸、气短、神衰、失眠，以及浮肿、大便溏稀等，自古以来就是食疗保健的佳品。

┌─ 小贴士 ─────────────────

茯苓在食用过程中对一些中药是有禁忌的，例如白蔹、牡蒙、地榆、雄黄、秦艽、龟甲，这些都不可与茯苓同食。而且，在吃茯苓饼的时候，切忌搭配米醋。

紫苏葱油饼，发汗解表治感冒

豆豆这两天无精打采，饭也吃得很少，问她，她说就是浑身不舒服。妻子说："孩子不会是感冒了吧？这两天天气有点凉啊。"她这里刚说完，豆豆那里已经开始流鼻涕、打喷嚏，得，什么都别说了，孩子确实是感冒了，准备开方吧。

我们中医讲，感冒是因为外邪侵袭人体所引起的，所以，人体才会出现头痛、鼻塞、流涕、喷嚏、发热等症状。就比如说我们豆豆这回，就是外邪入侵所引起的风寒感冒。虽说感冒不算什么大病，甚至全年都有可能患上感冒，但是到了这冬春季节，做父母的就一定要为孩子做点预防措施，因为这个季节是感冒的高发期。感冒也有分类，病情轻者叫作"伤风"，病情严重者，并且在一个时期内引起广泛流行的，称为"流行性感冒"。

妻子不放心，另准备了一些伤风感冒冲剂、九味羌活丸、通宣理肺丸，这药倒是正对症。但我还是劝她说："再好的药都不如食疗方剂对人的身体好。"

紫苏葱油饼

症状：感冒

材料：面粉500g，葱150g，姜150g，紫苏30g，植物油200g，精盐、味精各适量

做法：先把姜和紫苏煎成浓汁备用。把面粉放在盘内，加入姜和紫苏的浓汁，精盐和味精适量，拌匀，揉成一个个面团。将小面团擀成薄长条，上面加葱花及油，然后卷好，用手压扁，放入油锅中煎熟即可。

紫苏葱油饼可以作为家中早餐或晚餐配粥的主食。自从我将这款主食在家里大力推广以后，女儿和妻子患感冒的次数明显减少。有时候，妻子拿着烙好的饼对我说："葱油饼人人会做，可想不到加了紫苏在里面，竟然就这么神奇。"我一语道破天机："中医方剂很少以名贵药材为主，大多是在我们平常的膳食中，添加上寻常的药材，只要我们能坚持长期食用，自然就会提高自身的免疫能力。"

紫苏为辛温解表常用中药，散表寒，发汗力较强，正如《本草纲目》中

记载："紫苏，解肌发表，散风寒，行气宽中，消痰利肺。"生姜与葱都是辛温之物，具有发汗解表的功效，民间常用葱姜治疗风寒感冒。上述三味相合，既美味可口，又有较强的发汗解表作用。

┌─ 小贴士 ───┐

　　温病以及气虚体弱者，不可服食紫苏，有着剧烈头痛症状的患者也不要轻易服用紫苏，以免病情加重。因为火气上行而频频作呕者，更要忌食紫苏，否则服用后很容易引起真气泄漏。

└───┘

常食杏仁酥，远离咳嗽气喘

　　天气真的是越来越凉了，给我们打扫办公室的保洁阿姨都穿上了高领衫。我看她脖子捂得严严实实的，就打趣她："阿姨，您这是闹的哪一出啊，这天有那么冷吗？"阿姨说话的时候还要伸手拉着脖子上的领子："哎呀，你们是不知道啊，我这是老毛病了，天一冷就咳嗽气喘，严重的时候气都上不来啊。"好像是为了验证她所说的话，突然间她就开始气喘，憋得脸都红了，我急忙上前帮她拍背顺气。

　　阿姨说着谢谢去扫楼梯了。小王冲我使个眼色："哎，你说她这病不会传染吧？我可是打算要孩子的人啊。"我有些迟疑："应该不会。"

　　如果咳嗽伴有咳痰，还有很明显的气喘，患者偶尔还有胸闷的症状，那么应该是风寒侵袭引起的肺病。还有一种是功能性咳嗽气喘，这类咳嗽气喘是功能性引起的，不必紧张，也不必治疗。

　　还有一种呢，就是所谓的病理性咳嗽气喘。咳嗽气喘像感冒一样，也是分种类的，遇到这种情况，首先不要急着镇咳，如果过早使用咳嗽药，短时间好像咳嗽的症状会减轻，但之后有的患者就会出现很多不适。保洁阿姨这种应该属于慢性咳嗽气喘，这种疾病往往迁延难愈。说着，我找出纸笔，写下一道食疗方剂，打算第二天交给保洁阿姨，对她的病情肯定会有帮助。

杏仁酥

症状：咳嗽气喘

材料：面粉2500g，白糖1250g，熟猪油（或植物油）1000g，鲜鸡蛋250g，小苏打少量，杏仁50g

做法：先将干面粉放入盘中，再把熟猪油、白糖、鸡蛋、小苏打及打成碎末的杏仁放入，拌匀。然后将其做成高1.5厘米、直径3厘米左右的扁圆形生坯，入炉烘熟即可。

杏仁酥虽然功效很强，效果很好，但是在制作过程中，一定要严格控制杏仁的数量，不可擅自更改杏仁克数。《主治秘诀》上就曾经对杏仁做过很详细的剖析。

杏仁能止咳定喘，适用于慢性气管炎、咳嗽气喘。成品的杏仁酥还有降气止咳的功效，主要用于咳嗽气逆、喘促等症。

小贴士

杏仁味苦、性温，有小毒，一般用量每天不得超过10克。阴虚咳嗽、痰热的患者禁食杏仁酥。

失眠很烦恼，莲肉包子很有效

豆豆放学大多是我去接，在校外等待的时候，经常会和比较熟悉的家长聚在一起聊天。这天刚好遇到了阳阳的妈妈，一见她，我惊讶地差点喊了出来。阳阳的妈妈一直非常注重外表，每次接孩子都妆容精致，穿着得体。可今天，厚厚的粉底都没掩盖住她的黑眼圈，说实话，真的和大熊猫没什么两样。估计是我的表情有点夸张，阳阳妈妈不好意思地摸摸脸说："也不知道是怎么了，最近失眠得厉害，有时候明明很累很困倦，可躺在床上说什么都睡不着。"我理解地点点头。我以前也有过这种情况，真的明白那种睁眼到天亮的无助。

阳阳妈妈听说我也有过类似的经历，立马来了精神，一个劲儿地问我是怎么痊愈的。我告诉她，这还要归功于中医。

中医认为，失眠主要是由于阴阳失衡、使人体处于亢奋状态造成的。此外，精神情志与失眠也是关系密切。我根据多年的行医经验，认为失眠是"火不归根"引起的，所以，所有的治疗方案，最终都需要回到"引火归根、心肾相交"上来。

当初我失眠时，判断自己的病因与肝脾失调有关，需要调理肝脾。基于此，特意为自己研发了一道方剂，还别说，吃了确实管用。

莲肉包子

症状：失眠

材料：面粉500g，莲子肉500g，柏子仁50g，白砂糖250g

做法：将莲子肉、柏子仁煮至烂熟，放入白糖搅拌成泥状，做肉馅。面粉发酵，和成面团，做小块，包入莲子肉馅，蒸熟即可。

莲肉包作为甜鲜味道的小点心，不但软糯适口，而且制作方法简便，尤其在宵夜时服食效果更佳。但是因为它的材料中含有白糖，有糖尿病的患者可以不添加糖分。我发现一个问题，大多数人听说方剂是制作包子，都会露出难以置信的表情，阳阳的妈妈也是如此。经过我的一番解释，她才恍然大悟。

莲子肉为补脾益肾安神之佳品；柏子仁为安神中常用的中药，并且还有滋阴养血的功效，两者配合在一起有极佳的养心安神功效。而且，莲子肉性平、味甘涩，入心、脾、肾经，有补脾止泻、益肾涩清、养心安神的功效，常用于治疗脾虚久泻、遗精带下、心悸失眠。

小贴士

体虚或者脾胃功能弱者最好不要食用莲子肉。莲子肉尤其不能与牛奶同服，否则会加重便秘。

贫血不用怕，补血小笼包来防治 ◇◇◇◇◇◇◇◇◇◇◇◇◇◇◇◇◇◇◇◇◇◇

和我家交情甚好的张强夫妇，以前每个月的月初都会雷打不动地来我们家里吃饭。可最近这三个月他们两口子都没有来，难道是发生了什么不愉快？

我问张强，可他脑袋晃得跟拨浪鼓似的说："我很好啊，不过我老婆最近不太好，可能生了什么病，身体一直不舒服。你要是想我们啊，就多准备点好吃的，下周我们去你家好了。"

不久，张强和他老婆一起来了。见到他老婆，我原本想问一下她的病情，可是话到嘴边又咽了回去。张强老婆的面色实在是太难看了，面色苍白不说，整个人看起来都很虚弱，说话的声音也有气无力的。

饭桌上，张强老婆说："你们太客气了，做了这么多菜，都是我爱吃的，可惜，我现在什么都吃不下。"我小心翼翼地问："你到底是怎么啦？"张强叹口气说："去医院看了，就说是贫血，没大事。可她一天到晚的，总是这么没精神。"

中医理论中是没有贫血这一说法的，贫血是西医的叫法。中医认为，血的生成和调节与心、肝、脾、肾等脏腑关系密切。中医理论中，"心主血、肝藏血、脾统血"，而这些脏腑功能的充分发挥，又有赖于肾的运作。因此，心、肝、脾、肾功能的任何一项衰弱，均可导致血虚。所以，血虚之形成不外乎内外因素。

外因是，当人身体不耐受的外邪六淫温热侵入机体，短时间内会潜伏在我们身体里，但当它逐渐累积，就会影响化血的功能，导致造不出新血，形成血虚，也就是西医所说的贫血。

而中医所说的内因，就是我们突然间情绪失控或者饮食失调或失血过多而导致血虚。

我分析完病因，张强问我："那怎么才能治疗啊？""很简单啊，既然中医认为贫血是血虚的表现，咱就想办法补血呗。"我淡定地回答。

补血小笼包

症状：贫血

材料：面粉500g，瘦猪肉500g，鸡蛋5个，制何首乌50g

做法：制何首乌研成末备用，猪肉剁成泥。制何首乌粉末和盐、味精、酱油、糖、料酒、猪肉泥、鸡蛋，拌成馅。面粉加水和成面团，分成60份坯，按扁，包入馅，成包子形。上笼蒸至呈玉色，底不黏手即可。

　　补血小笼包作为妇女的补血利器，可以有针对性地食用，例如在月经前、月经后或者神疲倦怠之时，都可以用这道方剂进行补血。张强老婆吃了一段时间后，精神重新焕发，直夸这道方剂看似简单，实则无比神奇。

　　补血小笼包有健脾、益气、补血的功效，适用于贫血之人。制何首乌有养血益肝、固精益肾、健脾胃、乌须发等作用，是难得的补血佳品。猪肉有补益精血之功，鸡蛋为滋阴养血之品。三味配合，有较好的补血功效，对于贫血有一定食疗作用。

┌─ 小贴士 ─

　　大便不成形的患者一定要远离何首乌，否则会加重病情。

阳痿早泄别泄气，壮阳小笼包要常食

　　晚上，我们全家坐在客厅看电视。突然，妻子的手机响了起来，是一个陌生的号码。妻子接听，哎呀，竟然是她大学时关系最要好的女同学的电话，自从毕业后，大家各奔东西，好多年没联系了。听到那久违的声音，妻子激动得都有点哽咽了。

两人就各自的家庭热络地聊着，说到孩子的时候，她突然不说话了。妻子继续问下去，她竟然抽泣了起来。因为从前关系很好，妻子就直言不讳地问她："说实话，到底怎么啦？"她抽抽搭搭地说："我老公那方面有些不行，也去了许多大医院看过，给出的诊断就是阳痿早泄，治了这么多年，吃了不计其数的药，可是效果一直不好。我也是偶然间听同学说到，才知道你嫁了一个中医，这不，打电话来就是想让你问问家里人，这病还有没有得治。"

我暗示妻子安抚她一番，让她先休息，承诺尽快帮她想办法。中医认为男人的阴茎和阴囊是相通的，都是肾的门户，男子的射精行为，主要是在肝所起到的疏泄作用以及肾脏起到的封藏作用的共同推动下才完成的。就好比一个装满了水的木桶，你抽掉其中的一块木板，水都会奔着这个缺口涌出来。可是，如果一个男人的内脏不太稳固，就好比这个桶的所有木板都已经松动，当你试图抽掉其中的一块木板时，所有的木板都会跟着露出缝隙，那么，那些水自然也就分散到四面八方。同样的道理，只有男人肾脏健康、肾阳充足，才能远离阳痿早泄。

"那除了吃药还有没有别的办法啊？"听了这么一番理论后，妻子忍不住开口问。我胸有成竹地回答："方法肯定会有，就看他能不能坚持吧。"

壮阳小笼包

症状：阳痿早泄

材料：面粉500g，瘦猪肉500g，虾仁250g，肉苁蓉50g

做法：肉苁蓉研末备用。猪肉剁成泥，加入虾仁、肉苁蓉末和盐、味精、酱油、糖、料酒，拌成馅。面粉加水和成面团，分成60份坯，按扁，包入馅成包子形，上笼蒸至玉色，底不黏手即可。

妻子的同学千恩万谢地记录着方剂，一边写一边问我："还有什么？还需要用什么？"等我说完就这些的时候，她有些不以为然，充满质疑地说：

"我以为多神奇呢，原来就是做一笼包子啊，连点名贵食材都不搁，这么简单的玩意，吃了能治病？"我不得不又耐心地跟她解释了一番。

壮阳小笼包有补肾壮阳的作用，适用于肾阳虚导致的腰膝酸软、阳痿早泄等。肉苁蓉为温而不燥、补而不峻的一味常用的补肾阳中药；虾仁性温、味甘，有补肾壮阳之功；猪肉有补气血作用，三者相配成为"壮阳小笼包"，有良好的治疗肾阳虚的作用。

小贴士

脾胃虚弱者尽量少服食肉苁蓉。在烹制肉苁蓉的时候，尽量不要用铁锅，因为此物忌讳铁器。

口腔溃疡反复发作，乌梅生地绿豆糕轻松搞定

不知道是不是大家工作压力都太大了，我们科室最近居然搞起了下午茶这么优雅的活动。每天下午三点，护士长会准时将精致的小点心以及各种开胃提神的水果茶水摆在大家的案头。

我对吃向来是来者不拒，正当我津津有味地品尝着那些精致的茶点时，对面的小王却用牙签扎着一块菠萝肉对着我挤眉弄眼。"你不好好吃东西，卖什么萌啊？"我一边吃着提拉米苏一边问。小王却眼圈都红了："哥啊，我哪是卖什么萌啊。就咬了一口菠萝，我这该死的口腔溃疡，差点把我疼得眼泪都掉下来！你说也不知怎么了，明明是好了，过一段时间又出现了，反反复复。"

我深深地表示同情。虽然我没得过这个病，可我听说，但凡患上口腔溃疡，大都没办法好好吃饭。小王问我："哥这玩意到底有没有办法根治啊？总这么困扰着我，难受死了。""好好好。"我急忙答应。

中医认为，口腔溃疡的发作很大程度上与患病者的个人身体素质有关系。除非小王改掉一些生活习惯，否则，想要避免口腔溃疡的反复发作是根

本不可能的。不过，小王还是可以通过某些方法降低口腔溃疡的发病率。

首先，小王以后一定要注意自己的口腔卫生，尽量避免损伤自己的口腔黏膜；其次要避免食用辛辣性和酸性的食物；另外还要尽量保持心情舒畅、积极乐观，因为上火也会导致口腔溃疡的出现。保证自己有充足的睡眠时间，避免过度疲劳，同样可以避免因身体虚弱而出现的口腔溃疡。在生活细节上也要格外注意，比如说含有十二烷基硫酸钠的牙膏就不要用了，因为这类牙膏虽然杀毒消炎的效果较好，但是对于牙龈和口腔黏膜的刺激较大，容易引起口腔溃疡这种疾病。平时也要多吃牡蛎、动物肝脏、瘦肉、蛋类、花生、核桃等食物，补充大量的锌，也能预防口腔溃疡的发作。

小王觉得我说的这些都是长远规划，就问："口腔溃疡发作时，有没有什么现成的能用的呢？"我说："你倒是着急，只想着立竿见影，那试试这个吧。"

乌梅生地绿豆糕

症状：口腔溃疡

材料：乌梅50g，生地30g，绿豆500g，豆沙250g

做法：将乌梅用沸水浸泡3分钟左右，取出切成小丁或片。生地切细，与乌梅拌匀。绿豆用沸水余烫后，放在淘箩里擦去外皮，并用清水漂去。将绿豆放在钵内，加清水上蒸笼蒸3小时，待酥透后取出，除去水分，在筛上擦成绿豆沙。将特制的木框放在案板上，衬以白纸一张，先放一半绿豆沙，铺均匀，撒上乌梅、生地，中间铺一层豆沙，再将其余的绿豆沙铺上，撖结实，最后把白糖撒在表面。蒸熟后，把糕切成小方块。

第二天小王辛辛苦苦地做好了绿豆糕，一边吃一边还和我说着话。她认为这绿豆糕就算不治病，吃着倒也蛮可口的。我就知道，她和所有人一样，低估了绿豆和乌梅、生地搭配后所产生的药用价值。

乌梅味酸、涩，性平，归肝、脾、肺、大肠经，具有敛肺、涩肠、生津的作用。生地有凉血清热的作用，对于治疗口腔溃疡有着很好的疗效。绿豆有清热解毒的奇效，这三种食材统一在一起，对血热、血燥造成的口腔溃疡有着极佳的治愈作用。

小贴士

妇女在经期以及产前产后都不可以进食乌梅。

寒凉体质的人、体质虚弱的人以及正在服药的人，不宜食用绿豆。

生地性寒，脾胃有湿邪及阳虚者忌服。

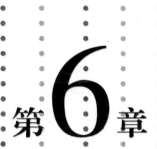

最好的医生在厨房

不想吃药，那就吃糖吧

劝君多吃乌发汤，头发早白尽早防 ◇◇◇◇◇◇◇◇◇◇◇◇◇◇◇◇

　　早就听说同事赵哥的儿子高大、帅气，而且懂事、学习好，不论生活还是学习都不用父母操心，甚至还会主动帮助家里做一些力所能及的事，我很羡慕。这样的孩子，一方面是家长教育得好，另一方面，是人家孩子有自觉和自我约束能力。

　　单位开会，见到赵哥，忍不住夸他儿子，并向他讨教育儿经。赵哥先是自豪地表扬他儿子，刚18岁，上高二，每天中午自己回家做饭，并在上学的路上带饭给他妈妈，而且学习上根本不用父母操心。赵哥还夸他儿子长得帅呀，像韩国明星似的，很多小姑娘都围着他转……看着赵哥神采飞扬的样子，我也跟着兴奋起来。

　　可就在传授他的育儿经验时，赵哥突然皱起了眉头："你知道头发早白怎么防治吗？"

　　我以为是他爱人，便问他："是嫂子吗？"

　　赵哥摇摇头："是我儿子。你说这孩子，我一直给他加强营养，让他保持锻炼，家里也没有遗传病史，他为什么有那么多白头发呢？"

　　我跟赵哥分析说："后天性少白头，引起的原因很多，像你家这种经济条件，首先要抛除营养不良的原因。如果医院检查也没有其他病变的话，就要考虑到是否是疲劳、过度焦虑、悲伤等严重精神创伤引起的。精神因素会造成头发髓质和皮质里黑色素颗粒减少或被空气填空。当黑色素颗粒在毛乳头、毛球部的形成发生障碍，或虽然形成但因某种因素不能运送到毛发中去，从而使毛发髓质、皮质部分的黑色素颗粒减少、消失时，就会出现白发。"

　　赵哥思考了一下，叹息道："高考压力大呀，就跟万人挤门槛一样，我和你嫂子倒是没给孩子压力，可孩子要强，非要考上清华、北大，可能他自己也有点焦虑吧。你有什么好办法能帮助他吗？"

　　我笑说："没事儿，别担心，等高考结束，压力过去，就能恢复正常了。先吃点乌发糖吧,提神醒脑还能乌发。"

乌发糖

症状:头发早白

材料:制何首乌200g,茯苓100g,当归30g,枸杞子50g,菟丝子50g,牛膝50g,补骨脂30g,黑芝麻100g,白糖500g

做法:先将除白糖以外的其他八味药材放入清水中浸泡发透后,再放入锅中小火煎煮。每20分钟滤汁1次,再加水煎,反复3次。将3次药汁混匀,加热浓缩,至稠黏如膏时,加入白糖煎熬,至用锅铲挑起成丝而不黏手时,停止煎熬,趁热将糖倒入瓷盘内压扁,冷却后切成50小块。每日3次,每次1~2小块,15~20天为1个疗程。

大约一个月后,赵哥突然来办公室找我,高兴地跟我说:"我得跟你汇报一件事。你上次给我儿子开的那个乌发糖真挺管用,我今天和儿子去泡澡,发现他的白头发少了很多。我儿子还说比以前有精神头了,上课不犯困,眼睛也不干痒了,真不知道该怎么感谢你呀!"

我笑说:"不是我的功劳,是伟大的中医的功劳。"

首乌味甘、涩,性温,归肝、肾经,可养血生津,对肝肾阴虚之腰膝酸痛、须发早白、耳鸣、遗精、肠燥便秘等有显著疗效。茯苓性甘,味淡而平,归心、脾、肾经,可以补中健脾、宁心安神。当归味甘、辛,性温,可补血活血。枸杞子味甘、性平,归肝、肾经,可以滋补肝肾、益精明目。菟丝子被列为大补的上品,具有补肾益精、养肝明目的作用。黑芝麻含有优质的蛋白质和丰富的矿物质,可以药食两用,具有"补肝肾,滋五脏,益精血,润肠燥"等保健功效,被视为滋补圣品,具有养颜润肤、乌发润发、补钙降血压的功效。将这些材料融合一体,将彼此的药效全部发挥出来,更利于人体的吸收。

┌─ 小贴士 ──────────────────────────────────┐

　　1.脾虚怕寒、容易腹泄的人禁止服用本药糖。

　　2.平时炒菜做饭可以放一些黑芝麻，既美味又营养，还能预防早白头。

　　3.很多人发现了白头发就会把他扯下来，其实，拔白头发会损伤毛囊，抑制毛囊的新陈代谢。

└──┘

山楂软糖，冠心病患者的理想零食 ◇◇◇◇◇◇◇◇◇◇◇◇◇◇

　　豆豆很爱吃楼下蛋糕店的蛋挞，总是央求我去买给她。我也很喜欢她家的鲜橙味蛋糕，特别是那个老板娘，性格温婉贤淑，嘴角总是挂着浅浅的微笑，还有两个大大的酒窝，一看就是善良淳朴的人。她也绝不缺斤少两或者卖过期的水果蛋糕，几乎整个小区的人都喜欢去她那儿，吃点小甜品，闲聊几句，平凡简单的日子也多了几分浪漫与温情。

　　可有一段时间，她却关门了，门上贴着通知："家中有事，歇业两周。"豆豆几乎天天念叨蛋挞，可一个月过去了，她也没恢复营业。我跟妻子说："是不是转行做别的，停业了？"妻子说："她生意那么好，又是自己的房子，费用低，不可能停业，肯定是有什么事耽搁了。"

　　没想到，两个多月后，蛋糕店开门了。我一进去就听邻居在跟老板娘聊天，有人劝她多吃一些养心补血的药，有人劝她还是要注意休息，不能累到，还要控制好情绪，以免过于激动再犯病。当她们看到我走进来，急忙招呼我说："他是中医，你快问问他有什么办法。"

　　我也打听老板娘怎么歇业这么久，老板娘抚着消瘦的脸说："哎呀，别提了，我得了冠心病，一动心跳就加快，像要蹦到嗓子眼了，还头晕、恶心、乏力，连床都起不来，哪还能做生意呀？"

　　我看着老板娘，嘴唇红紫，气虚力短，短短两个月，整个人都瘦了一圈，便安慰她："是，你都瘦了，但现在医学发达，只要恢复了好好保养，就没什么问题。"

老板娘为难地说:"你有什么好办法能防治冠心病吗?"我说:"冠心病通常是由于冠状动脉发生了粥样硬化所致。主要症状为心绞痛、心律失常、心力衰竭,严重时会发生急性心肌梗死或突然死亡。平时要注意饮食清淡,保持心情愉快,还可以吃一些山楂软糖来防治。"老板娘赶紧记下山楂软糖的做法。

山楂软糖

症状:**冠心病**

材料:**生山楂500g,白砂糖500g**

做法:**将生山楂洗干净,去核切碎后放在锅里,加入适量的水煎煮。每20分钟取汤汁1次,再加水煎煮,连续取汤汁3次后,再将取出的汤汁混合,继续用小火煎煮至浓稠后,加入白砂糖搅拌均匀,待白砂糖全部熔化呈透明状后,再停火。然后趁热将山楂糖浓汁倒在撒有一层白砂糖的大搪瓷碗中,等冷却后,在山楂软糖上再撒入一层白砂糖,切成小块即可。**

老板娘果然听话,每次去她店里,她嘴里都含着山楂软糖,并且不管我买什么,她都会赠送豆豆两个蛋挞,说:"没想到这么简单的山楂软糖,对冠心病竟有这么大的作用。自从吃了你说的这个山楂软糖,我的心跳不那么厉害了,也不像以前一样心悸和心绞痛了。和这个方子比起来,那两个蛋挞算什么呢?"

我开始和老板娘闲聊起来,并告诉她一些山楂的其他用途。

山楂味酸、甘,性微温,入脾、胃、肝经,可以健脾益胃、滋肾益精、益肺止咳、降低血糖,用于肉食积滞、胃脘胀满等。生山楂可以开胃,消除油腻、活血化淤,饭前食用可以增进食欲,饭后食用可助消化。此外,山楂糖可以促进食欲,有软化血管、降血压、降血脂、利尿、安神镇静的作用,所以可以防治高血压、冠心病、高血脂等。

止渴梨膏糖，"百果之宗"润燥止渴

　　和妻子还有朋友张波一起逛街，张波不停地喝水，走了两个多小时，她喝了三瓶矿泉水，还不停地嚷嚷着嗓子干痒苦涩，口干舌燥；而且每次和她去吃饭，她都无辣不欢。

　　一次，妻子劝她说："你少吃过于辛辣的东西，伤脾伤胃，还容易引起口腔溃疡、嘴唇干裂，嗓子也不舒服。"张波把一块麻辣鸡头放在嘴里说："我现在就是这种症状啊，而且持续有三四个月了，什么也不受影响，随它去吧。说不定多喝水还可以美容呢。《红楼梦》里不是说女人是水做的嘛？"

　　我回她说："女人要喝水是没错，但不是你这种口干舌燥才喝水的。虽然不影响什么，但有病还是要尽早防治，轻来轻去的，也好调理，等到病养成再去吃药，不是找罪受吗？"

　　张波惊讶地说："这种干燥还能成为病因啊，你太夸张了吧？"

　　妻子笑着接话："夸张什么啊，去年秋天的时候，我就有过你这种症状。当时粗心大意没当回事，后来皮肤都跟着干燥起皮，使用再多化妆品也没用。你不珍惜这张脸啊？"

张波双手摸着自己的脸说："这一说，好像我的脸真的比以前干了啊。那你快给我弄点什么药啊，我可不想这么早就变成黄脸婆。"

我拿起纸笔写下方剂："你现在刚开始，不用吃药，吃点止渴梨膏糖生津润燥吧，自己再多喝点水，应该几天就能恢复过来。"

梨膏糖

功效：润燥止渴

材料：鸭梨1000g，茯苓、制半夏、川贝母、杏仁、前胡各30g，百部50g，款冬花20g，生甘草10g，白糖500g

做法：将鸭梨洗净切成小块后，混合其他药材一起放入不锈钢锅中，加适量的清水后煎煮。每20分钟取汤汁1次，然后继续加水煎煮，共取4次汤汁后，再将所有汤汁混合一起倒入锅中，以文火煎煮浓稠，将白糖加进去并搅拌均匀，继续在锅中煎熬，直至用铲挑起呈丝状，而且不黏手后停火。趁热将浓稠的汤汁倒在表面涂过食油的大搪瓷盘中，等到冷却后，用刀将药糖切成若干小块，再撒上一层白糖即可食用。

一直忙着工作，再没联系张波。隔了一段时间后，她再次找我开药方，我才想起来，急问她吃完止渴梨膏糖效果怎么样，张波开玩笑说："怎么才想起我呀？我等得花儿都谢了。"我一听这口气，肯定是好了呀，便问她这次找我开什么方子，张波笑着说："还是梨膏糖的方子，上次做完忘了。这梨膏糖能治病不说，味道也好，全家人都挺爱吃的，我得接着做啊。"

鸭梨有生津、润燥、清热、化痰、解酒的功效。茯苓味甘、淡，性平，入药具有利水渗湿、益脾和胃、宁心安神之功效。制半夏多用于补脾益气、清热解毒、祛痰止咳、缓急止痛。川贝母能养肺阴、宣肺、润肺、清肺热。将这些润阴润肺的中药和杏仁搭配一起，就可以清热泄火，生津养肺。

年迈体弱怎么办？常食滋补桑葚糖

　　现代人生活压力大，随着生活水平的提高，大家都开始注重保健，特别是年迈体弱的老年人，为了不给儿女添麻烦，也为了让自己少受疾病之苦，更是舍出钱财去购买保健品和医疗保健器械。可钱没少花，作用却不大，有的时候还会产生副作用，更伤身体，邻居董大娘就是其中一例。

　　董大娘是独居老人，儿女都在外地，平时工作忙，很少回来。董大娘是退休老师，工资不少，加上儿女又时常给她零花钱，手头很宽裕。一个人在家无聊时，董大娘就会看电视，可现在的电视上总有一些花花绿绿的保健食品销售广告播放。时间长了，董大娘抱着试试看的心态，便跑很远的路去购买，甚至有一次，因为吃保健品过敏，头晕眼花还恶心不已。孩子们得知后很不放心，劝董大娘平时多注意饮食就行，不用吃保健品。可董大娘心里却不高兴，说："我不也是为了身体好，不给他们添麻烦吗？人老了，总觉得身子虚，哪儿都不舒服，你们怎么不理解我呢，还是怕我花钱？"

　　我知道董大娘想法有些偏激，急忙劝她说："你儿女多孝顺呀，不是担心钱，是怕你吃出副作用。"

　　我接着又说："我好赖也是个中医大夫，你若信得过我的话，我给你开个方子来滋补保健，怎么样？"

　　董大娘急忙拉住我的手说："那敢情好，有什么信不过的？我一直以为你只会看病救人，没想到你还懂保健食疗。"

　　我笑说："那你就自己做桑葚糖吧，滋补安神、抗大脑衰老和人体疲劳的。"

桑葚糖

症状:年迈体弱

材料:桑葚200g,白糖500g

做法:将桑葚研末。把白糖放在不锈钢锅里,加适量的清水,用文火煎煮至浓稠后,再放入桑葚末并搅拌均匀,继续煎煮至用筷子挑起后呈丝状时,再倒入涂过熟菜油的搪瓷盘内,待冷却后,用刀划成小块,即可食用。

董大娘自从吃了我推荐的桑葚糖,总是三天两头地来找我,并说:"你这糖还真管用,我吃完以后,口不干了,便秘也好了,感觉还挺有精神,干活也不那么累了。还有什么好秘方一定要告诉我,我得好好照顾这副皮囊,自己不受罪,也省得儿女操心。"

桑葚性寒、味酸,归肝、肾经,含糖、蛋白质、脂肪、糅酸、苹果酸及多种维生素和矿物质营养成分。桑葚油的脂肪酸主要由亚油酸和少量的硬脂酸、油酸等组成,具有滋肝肾、滋阴清热的功效,对中老年人的眼花、白发、头晕、便秘、口渴、心烦不眠等都有一定的调理和治疗功能,健康人食用也可提神醒脑、抗衰老。

┌─ 小贴士 ─

制作桑葚糖时,要挑选个头较大、颗粒圆润饱满、果色深红紫黑的果实。熬汁的时候,忌用铁器,因为桑葚会分解酸性物质,跟铁产生化学反应而产生毒素。桑葚含淀粉多,即糖量高,糖尿病人忌食。桑葚吃多了会导致鼻子出血,孕妇不宜食用。

夏季常食梅苏糖,防治暑热很简单

豆豆妈妈嫁给我以前,一到夏天就特别受罪,浑身无力、头重脚轻、汗不离身，更是一点食欲都没有，整天都没精神。尤其是中午最热的时候，更是昏昏沉沉，偶尔还会恶心、呕吐。就连热恋时和我约会，天热一点就都不想出门，频频推脱。

我当时不知道她身体不舒服，还以为她对我有意见，更是电话短信不断地嘘寒问暖，她连连解释说："没别的意思，就是身体不舒服。我一到夏天就这样，和你没关系。"

我长吁一口气后说："你等着，我给你送药去。"

半个小时后，我去单位找她，从包里掏出一个纸袋递给她说："这是我做的梅苏糖，对防治暑热、保持身体凉热平衡特别有效，你试试。"

这种症状就是人们常说的苦夏，是炎热夏季的一种常见病，主要是因为长期体虚受不了暑热之气造成的。夏季，天暑下迫，地湿上蒸，体内湿热过重，脾胃、心肺一时无法适应，又大量出汗，汗液带走了很多水及盐分，使身体的电解质失去平衡，所以就出现了浑身酸懒无力等症状。

另外，人们吃进的食物，在胃肠道里消化、分解和吸收，在这个过程中，胃肠壁黏膜血管扩张，需要的血液也相应多一些。但是由于天气闷热，排汗使皮肤的血管扩张，这时皮肤所需要的血液也要多一些。这样一来，胃肠壁黏膜血管的血液相对缺乏，胃液、胃酸的分泌也随之减少，就影响食欲和消化，出现恶心、头晕的症状。

我还说："你把我带去的梅苏糖都吃完，基本就好得差不多了，但也要爱惜自己的身体，不能吃过于寒凉的食物。"

梅苏糖

功效：防治暑热

材料：白砂糖500g，乌梅250g，紫苏叶50g

做法：

1. 将乌梅取肉用清水洗净，紫苏叶洗净碾碎成细粉。

2. 把白砂糖放在锅中，加水少许，以小火煎熬至较稠时，加入乌梅肉、苏叶粉调匀，即停火。

3. 趁热将糖倒在表面涂过食油的大搪瓷盘中，待稍冷将糖压平，用刀划成小块，冷却后即成棕色梅苏糖。

直到现在，每到夏季，我还会做一些梅苏糖来给妻子吃。妻子说，自那之后，她夏天再也不受酷热之苦了，嗓子不干了，更不腹泻了，而且很有食欲，不再因为热而上不来气、胸闷气短了，而变得身体清凉，心里温暖。

乌梅味酸，归肝、脾、肺、大肠经，可以敛肺、涩肠、生津，并可防止食物在肠胃里腐化，有增进食欲、抗老化、清血的作用。紫苏可以理气，对脾胃气滞，胸闷，呕吐有奇效。二者融合做成的梅苏糖，具有解毒、生津、止渴的作用。夏季经常食用此糖，可防治中暑发热、口渴、呕吐、腹泻等病症。

小贴士

孕妇可每天吃一颗苏梅糖，它具有安胎定神、理气止呕的作用；食用此糖时，忌食猪肉、鲤鱼。此外，此糖还有解酒的功效。

巧食木耳糖，再不用怕月经过多 ◇◇◇◇◇◇◇◇◇◇◇◇◇◇◇◇◇◇◇◇

外地的一个同学回来，打算叫我们几个好友小聚一下，可高中同桌王静却推三阻四，问她为什么也总是支支吾吾。于是，他们让我给王静打电话。我拨通王静的电话后，她说："我真是身体不舒服，卧床休息呢，去不了。"

我一听她说身体不舒服，很担心："什么病这么严重啊，还要卧床休息？我们去看你吧。"

王静突然兴奋起来："哎，那你们不如来我家聚吧？我实在是出不了门。对了，你不是中医吗，给我开个方子吧！"

我笑说："中医也得知道你是什么症状、什么病啊？不了解情况，怎么开方子？"

王静说："其实，我就是怕冷，每次来月经都特别乏力、大量出汗，别说运动了，就连走路恐怕也不行。不卧床休息，能怎么办啊？"

我一听王静的话，就知道她这是月经量过大造成的体虚出汗。很多三十多岁的女人，产后本就体弱虚寒，如果工作压力大或心情抑郁、过度劳累，就会导致一些炎症的发生，使身体局部血管变得脆弱，行经时的出血不易凝止，引起经量增多、经期延长。我跟她说，药补不如食补，还是吃一些木耳糖吧。

木耳糖

症状：月经过多

材料：赤砂糖500g，黑木耳细粉200g

做法：先把赤砂糖放到不锈钢锅中，加适量清水后用文火煎煮至较浓稠，再放入黑木耳细粉，并搅拌均匀后关火，趁热时将糖倒入涂过食油的搪瓷盘内，待凉透后切成小块即可食用。

王静吃了一段时间木耳糖后，月经量渐渐恢复正常，而且面色潮红、细腻有光泽，甚至连长期的便秘都治愈了，王静惊讶地说："这么平常的黑木耳，怎么有如此神奇的效果？"我告诉王静，木耳不仅味道鲜美，也有一定的药用功效。

黑木耳味甘、性平，能益气强身，有活血的功效，对月经过多、崩漏等症有很好的疗效，并可防治缺铁性贫血，能养血驻颜，令人肌肤红润、容光焕发，还能够疏通肠胃、润滑肠道，同时对高血压患者也有一定帮助。

┌─ 小贴士 ─

1. 不要使用普通的洗涤剂清洗木耳，洗涤剂本身含有的化学成分容易残留在木耳上，对人体健康不利。最好的办法是使用盐水冲洗。但是，绝对不要在水中浸泡过长时间，否则木耳内的维生素会悉数流失，使营养价值降低，而且溶解于水里的农药有可能会反渗入木耳中。

2. 黑木耳属凉性，体寒者少食。

3. 黑木耳还有清咽润肺的功效，长时间工作在有烟灰环境中的人可以多吃。

咽喉肿痛让你烦，吃吃马勃糖 ◇◇◇◇◇◇◇◇◇◇◇◇◇◇◇◇◇◇◇◇

　　妻子生完豆豆后，我刚休完陪产假回去上班的时候，很不适应，既惦记家中的豆豆，又要面对许多工作压力，而且在家照顾妻子许久，突然拧紧发条按部就班地回到工作岗位，工作也有些手生，忙活半天，效率却很低。看着同事一个个升职加薪，自己却还在原来的位置上晃悠，心里很不是滋味。

　　由于总上火，咽喉也像针扎似的疼，牙周也是红肿一片，别说吃饭，喝水都难以下咽。吃了一些消炎药也没管用，痛得厉害的时候，甚至要上口腔药水来杀菌止疼，有的时候还会咳痰，并带有一些鲜红的血丝，就连鼻子里也是干痒难受。

　　妻子看了心疼地掉眼泪，我赶紧安慰她说："明天我做一些马勃糖含着吃，很快就能消肿。"

马勃糖

　　症状：**咽喉肿痛**

　　材料：**白砂糖500g，马勃粉200g**

　　做法：**先将白砂糖放入铝锅里，加入适量清水，用文火煎煮至浓稠时，再加入马勃粉，搅拌均匀后关火，趁热将糖液倒在表面涂过食油的大搪瓷盘中，将糖压平。等冷却后，用刀切成小块，即成马勃糖。**

　　此后，我上下班都带着马勃糖，有事没事就含一块，并多喝水。几天后，我便感觉咽喉没那么干痒了，肿也消了，最关键的是不疼了，我又能正常饮食，不被疼痛困扰了。

马勃味辛、性平，归肺经，有清肺利咽、解毒止血的功效。主要应用于风热引起的咽痛、咳嗽、声音喑哑。该食疗方剂有清肺、解毒、止血的功效，经常含化，可治肺热咳嗽、咽喉肿痛、咯血、鼻齿出血等症。

小贴士

糖尿病人不能食甜，可将冰糖研碎后代替白砂糖。另外，咽喉肿痛时，要忌食辛辣等刺激性食物，还要多喝温热的开水来利尿清火。

工作疲劳又健忘，试试芝麻核桃糖

妻子每到年关的时候，工作就特别忙，每天早出晚归，和豆豆都难得见上一面，而且倒头就睡，一点休息的时间都没有。我虽然心有不满，但看她一脸的疲惫不堪，也着实心疼，便把不满生生地咽回去，想方设法地给她调剂饮食，加强营养，以免再把她累倒。

可妻子明显食欲不振，她说自己不只身体乏力、头晕，记忆力也大不如前，总是拿东忘西，事事都要记录在本子上，还需要助理提醒才能想起来。我安慰她，这是工作疲劳、休息时间短造成的，不妨事。

我始终还是放心不下，开始琢磨有什么方剂可以缓解工作疲劳又治疗健忘的。一边想又一边忍不住心疼："她这工作也真是熬人，每天加班加点的，饭也吃不好，连起码的六个小时的睡眠都保证不了，也真是辛苦。加上她自己也不懂得爱惜点身体，冷一下热一下的，致使身体各个脏器工作发生紊乱，从而导致疲劳、记忆力下降。总是拼命赚钱，不注意健康，时间长了，毛病全找上来了，赚再多钱也免不了受罪。"叹一口气，决定做点芝麻核桃糖糕，每天让她吃上几块，疲劳感很快就能得到缓解，记忆力也会恢复。

芝麻核桃糖糕

症状：疲劳、健忘

材料：赤砂糖500g，黑芝麻250g，核桃仁250g

做法：先把赤砂糖放入锅里，加入适量清水后，用小火煎煮至汤汁浓稠时，加入炒熟的黑芝麻及核桃仁，并搅拌均匀后关火。趁热将糖汁倒在表面涂过食用油的大搪瓷盘中，待稍冷却后，将糖压平，用刀划成小块，即成芝麻核桃糖糕。

我将芝麻核桃糖糕放到妻子的挎包里，告诉她抽空吃一块，不仅美味香酥，还可以帮她缓解疲劳，增强记忆力。妻子搂着我说："有这么疼我的老公，真是太幸福了。"

没想到，坚持吃了一段时间后，她的状态完全不一样了，就算半夜回来，也精神十足，早上起床再也不用我千呼万唤，而且还能送豆豆去学校。我问她还是拿东忘西吗，她回我说："你别说，这个芝麻核桃糖还真挺管用，工作的时候含上一块，感觉挺有滋味，也不犯困了，浑身也不那么酸软，有劲多了。"

黑芝麻含有大量的脂肪和蛋白质，还包括糖类、维生素A、铁、铬等营养成分，其中富含的芝麻素和黑色素等物质更具有很强的保健功能。黑芝麻可以食、药两用，具有补肝肾、滋五脏、益精血、润肠燥等保健功效。核桃性温、味甘，归肾、肺、大肠经，可以补肾平肺，润肠通便，对肾阳虚衰、腰痛脚弱、气喘等有一定功效，有健胃、保肝、促进红细胞生长的作用。二者搭配一起，可补肾固精、健脑益智、缓解疲劳，并且是软脆适中、香味悠远的滋补圣品。

小贴士

将核桃仁与黑芝麻研碎后混合食用，可增加皮脂分泌，改善皮肤弹性，保持皮肤细腻，延缓衰老，并迅速补充体力。另外，有的人喜欢将核桃仁表面的褐色薄皮剥掉，这样会损失掉一部分营养，所以不要剥掉这层薄皮。孩童食用时，注意适量，过食碍胃。

慢性支气管炎需防治，松子糖来相助 ◇◇◇◇◇◇◇◇◇◇◇◇◇◇◇◇

同事周丽丽连着三个月没有拿到全勤奖不说，还被医院严重警告："如果再无故旷工、迟到或早退，请主动递辞呈。"

周丽丽哭丧着脸，无力反驳。我问她最近发生了什么事，工作不积极不认真，还总是请假或迟到早退，就这样的工作态度，哪家单位也不喜欢啊。

周丽丽带着哭腔说："我也不想请假啊，可孩子刚上幼儿园，三天两头的感冒发热，嗓子又红又肿，连吃饭都要我喂不说，还要总跑医院做检查，我不请假行吗？"

我问周丽丽："孩子多大呀，是不是得了慢性支气管炎呀？这种病，一旦天气变化或情绪紧张，都会咳嗽、痰多，还嘴唇发红、咽喉肿痛。"

周丽丽回我："就是支气管炎，三天两头地犯，吃了多少药也不去根，真是闹心呀。"

我和周丽丽虽然同在一个单位，但平时来往很少，我也不敢贸然建议她用我的方剂。但同为家长，我深知她的难处，又不忍心坐视不管，便试探地问："我是个中医，要不我帮你试试，看有没有什么好方子可以防治支气管炎的发作？"

周丽丽犹豫一下说："那你试一试吧，我现在也是没办法。哪怕吃不好，指定也吃不坏，试试吧。"

我说："这种慢性支气管炎是小孩常见病，上火、哭闹、空气污染等都会导致发病。平时要注意不能给孩子吃太多咸或甜的东西，饮食要清淡，而且不能让孩子伤热，有火上痰也会犯病的。孩子太小，肯定不愿意吃药，不如吃一些松子糖吧。"

松子糖	**症状：慢性支气管炎** **材料：白砂糖500g，松子仁250g**

> 做法：将白砂糖放入锅中，加少许水，用文火煎熬至用锅铲挑起呈丝状不黏乎时，停止煎熬。趁热加入已炒熟的松子仁，调匀。把糖倒入涂过食油的搪瓷盘中，将糖压平。待稍冷，用刀切成小块即可。

第二个月开工资的时候，周丽丽来找我，高兴地说："我终于拿到全勤奖了，不会被劝退不说，因为工作出色，还被表扬了呢！这都得感谢你呀，要不是你的松子糖，防治了我们家孩子的支气管炎发作，别说我的工作保不住，孩子更遭罪，还不知道怎么收场呢。"

松子仁味甘、性温，入肝、肺、大肠经。具有滋阴润肺、美容抗衰老、补益气血、祛燥润肠、延年益寿等功效。对小儿肺燥咳嗽、头昏目眩、自汗、心悸、慢性支气管炎有一定调理作用。中老年人经常服用松子仁，可滋补强身、健脑益智、延缓衰老。脑力劳动者经常服用松子，能使思维敏捷、记忆力增强，提高工作效率。

---小贴士---

便稀、咳嗽痰多、腹泻者忌用。

咳嗽痰稀白，多吃姜汁糖

人到中年，上有老，下有小，自己还要活得有滋有味，其间的辛苦只有自己知道。与朋友偶尔小聚，说得最多的知心话，也大多是老人要照顾、孩子要教育，除了挣钱养家糊口，还要维系好夫妻关系，保持家庭和睦。朋友更是担心地说："妈妈总是咳嗽，有白痰，本身又没有退休金，每次拉她去医院，她都怕花钱，不肯去。可为人子女，心底里真不是滋味。"

我安慰朋友说："人老了，挺多毛病都会找上门来。估计是呼吸道感染或慢性支气管炎，肺寒也能引起咳嗽，常见的症状就是白痰，偶尔恶心或呕吐，不碍事。"

朋友却一脸担忧地说："妈妈本就身体瘦削，这样咳下去也不是办法啊！你这个中医有什么好办法，既能让我们省了钱，又能治好老人的咳嗽呢？"

我搜肠刮肚，还真想到了一款经济又实惠、效果还好的食疗方剂。

姜汁糖

症状：咳嗽痰稀白

材料：白砂糖250g，生姜汁5毫升

做法：白砂糖放入铝锅里，加少许清水，文火煎煮至浓稠后，再放入生姜汁并搅拌均匀，继续煮熬到用锅铲挑起后呈丝状而不黏时关火。趁热将糖倒在表面涂过食用油的搪瓷盘中，待冷却后，用刀切成小块后即可服用。

大约两个月后，朋友约我去他家吃饭。他妈妈给我开门的时候，看得出来，老人家精神抖擞、面色红润、声音爽朗，我问她的咳嗽怎么样了，老人家叹口气说："别提我这个咳嗽的毛病了，吃了多少药都不见好。前段时间儿子给我做了一种叫什么姜汁糖的东西，让我天天吃几块。没想到，现在不咳了，也没痰了，而且手脚也有热乎劲，不那么怕凉了。"

朋友在旁边笑说："那个方子就是他给我的，怎么样，他的医术不错吧？"

朋友的妈妈连忙说："哎呀，是吗？那可得好好谢谢你，让我少花了多少冤枉钱。"

朋友搂着老人家说："那你更得感谢你这个好儿子不是吗？"

老人家笑着说："那是，有这么好的儿子，是我的福气！"

生姜散胃寒力量强，益脾胃，可以温中止呕、止咳祛痰。姜汁糖可以健脾、和胃、温化寒痰，特别适用于肺寒型中老年慢性支气管炎咳嗽、多白痰、食欲不振及呕吐等。

小贴士

　　糖尿病患者忌服。阴虚内热的患者也不宜服用。

　　鲜姜洗净后即可切丝泡水喝，可治疗口臭和牙周炎。腐烂的生姜会产生一种毒性很强的物质，可使肝细胞变性坏死，诱发癌症。

胃寒呕吐，丁香姜糖有妙用 ◇◇◇◇◇◇◇◇◇◇◇◇◇◇◇◇◇◇◇◇◇

　　俗话说："一场秋雨一场寒。"随着天气越来越冷，除了随时增添衣服外，饮食上也要格外注意，切不可食用过凉的食物，引起胃寒、呕吐，像我妻子一样受罪。

　　妻子的胃肠一直不好，吃刺激性食物会拉肚子，有时候还伴有胃疼、恶心和无力感。她工作又比较忙，有时候连吃饭都顾不上，饥一顿饱一顿的，甚至饿得发慌的时候也就随便凑合一口，丝毫不注意自己有胃寒的毛病。

　　虽然我平时千叮咛万嘱咐要注意，可妻子还是经常犯这个毛病，和朋友出去小聚，又特别喜欢喝凉的饮料，说这样刺激而舒服，我左右劝不动，又不好当着她朋友的面说太多，只得任她去吧。回到家后，她便开始捂着肚子喊疼，甚至还会出现呕吐的现象。这个时候，我只能给她倒一杯热水先喝下，然后转身去厨房，给她做一款暖胃祛湿的丁香姜糖。

丁香姜糖

　　症状：胃寒呕吐

　　材料：红糖200g，生姜碎末40g，丁香粉5g

　　做法：把糖倒入锅中，加少许清水，用文火煎熬至稠厚后，放入姜末和丁香粉并搅拌均匀，继续煎煮到挑起后呈丝状不粘连时关火。趁热将糖倒在涂过食油的大搪瓷盘中，等到冷却后切成小方块，丁香姜糖就做成了。

知道妻子的毛病,我便经常做这款丁香姜糖给她吃,甚至还会在她随身的背包里放上几块,让她随时服用,防治胃寒、呕吐,以免身体受罪、影响工作。妻子也因此常赞我是个体贴入微的丈夫,处处为她着想。

红糖甘甜、温润,入肝、脾经。具有润心肺、缓肝气、解酒毒的功效,还可以补血化淤,对心腹热胀、口干欲饮、咽喉肿痛、肺热咳嗽都有一定疗效。生姜的散胃寒力量强,益脾胃,可以除湿、止咳、祛痰。丁香辛温,温中降逆,温肾助阳。丁香姜糖口味清新,甜辣中和,对胃寒呕吐有显著效果。

小贴士

红糖也是糖,糖尿病者忌食。存放红糖时最好使用玻璃器皿,密封后置于阴凉处。体虚寒凉的女性,可多食生姜,具有祛湿解表、美容润颜的功效。

止咳化痰,蜜饯柚肉好吃又有效

春秋两季是感冒的高发期,咳嗽、痰多、嗓子疼,是常见的感冒症状。每到这个时候,豆豆学校里的孩子便寥寥无几,大多都感冒请假在家休息或打点滴。家长更是焦头烂额,手头的工作放不下,孩子又需要照顾,恨不得自己有分身术,可以多方兼顾。

但豆豆却鲜少有这种时候,总是乐呵呵地跑去学校,老师和家长都夸豆豆抵抗力好,不感冒,央求我传授一下经验。我摆摆手说:"经验谈不上,大家一起分享一下育儿心得吧。首先,我在日常生活中照顾得很细心,饮食上的营养调理、衣帽上的冷热适中,甚至孩子的温饱都要适当有度,不可让孩子太热或太冷,更不能饥一顿饱一顿,影响各脏器功能的正常工作。而且,我还会根据季节天气的变化,给豆豆做一些美味又对一些常见小毛病有一定预防和治疗作用的小零食,像针对止咳化痰,我就会做蜜饯柚肉给她吃。"

其他家长一听说我有止咳化痰的小零食，纷纷来要。我也乐于和大家分享，便将这个方子发到了家长沟通的QQ群里，以便大家共享。

蜜饯柚肉

功效：**止咳化痰**

材料：**鲜柚肉500g，蜂蜜250g，白酒适量**

做法：**先把买回的鲜柚子去皮去核，再切成丁块，放入瓷罐后再加入适量的白酒，密封浸泡12小时后，倒入锅里。文火煎煮，至剩下的汤汁浓稠无黏性时，加入蜂蜜并搅拌均匀，并晾凉后装瓶备食。每次5g，每天食用2~3次。**

无心插柳柳成荫，没想到我一时兴起的一个小举动，竟有很多家长响应。听老师说，很多孩子自带的小零食里，就有蜜饯柚肉，他们都挺爱吃不说，咳嗽痰多真的减轻了不少，孩子再也不会午睡时被咳醒，或者一口一口地吐痰影响班级卫生了。很多家长也向我表示感谢，说我这个小方子真的帮了他们大忙。我也是为人父母，深知一个家长的爱子之心，能帮到他们，我也觉得很高兴。

鲜柚肉味甘、酸，性微寒，能生津止渴、助消化、和胃、化痰止咳。柚肉的维生素C很丰富，对心血管病患者有益，柚肉还有健胃消食的功能，适用于酒醉、口臭或乘车、船昏眩呕吐者。蜂蜜味甘、性平，能补中、润燥、止痛、解毒。二者融合，不仅可以化痰止咳、清肺利咽，而且对于消化道、呼吸道等有一定的辅助恢复作用。

---小贴士---

鲜柚含有多种营养物质，健康人食用也可开胃、止渴。此外，鲜柚还有促消化、通肠道的功能，肺燥咳嗽及食欲不振者适宜食用。

产后浮肿不可怕，蜜饯龙眼补气虚 ◇◇◇◇◇◇◇◇◇◇◇◇◇◇◇◇◇

去喝同事小吴儿子的满月酒，见到他常常夸赞的贤惠妻子，却惊讶不已。

小吴总说自己的妻子贤惠、聪明、责任心强，而且活得还很小资，看电影、喝下午茶、做瑜伽……总是把自己弄得很精致，丝毫不像其他年轻已婚的女性，没事就让老公陪，或者是耍脾气，搞得大家都不开心。我本想，这样的女人该是高贵美丽而有风情的，却没想到，小吴的妻子不仅有些肿，而且明显有些浮肿，眼皮和小腿更是肿得厉害，别说美丽和风情，就连最正常的肤白貌美都谈不上。一些同事也开始窃窃私语，觉得小吴对妻子的夸赞言过其实。

小吴挨桌敬酒的时候，推搡着妻子来到我面前说："哥，她这水肿是怎么回事啊？"

我解释说："浮肿，是指体内水液过多，排不出去，积聚在体内引起的。她这明显是产后浮肿，主要是因为在怀孕的时候运动量太少，导致某些脏腑的功能受限，现在又做了剖宫产手术，气血受损，致使脏腑的传送和排除水分的功能进一步下降，多余的水分就被迫停留在身体里，不能被代谢出去而引起的水肿。这不算什么大毛病，如果检查肾和血液都无碍的话，调养一下很快就会恢复。"

小吴媳妇诚恳地说："哥，你帮我调一下呗。我现在浮肿得厉害，而且腰膝酸痛，背部更是沉重，又要喂孩子，不敢吃药。听说中药对孩子无害，你帮我下方子试试呗。"

我告诉小吴的妻子："没大事，不过我要给你吃的不是药，是零食哦。"

蜜饯龙眼	症状：产后浮肿
	材料：龙眼肉250g，大枣250g，姜汁30毫升，蜂蜜25g
	做法：龙眼肉和大枣洗净放入锅里，加适量清水，大火烧开

后, 改文火煮至七成熟, 加入姜汁和蜂蜜并搅拌均匀后关火, 起锅待冷后再装入瓶子里。每晚睡前吃龙眼肉、大枣各6~8粒, 用后拧紧瓶盖, 以免受潮。

一段时间后, 小吴又旧态复萌, 总是夸自己老婆能干、精明, 我忍不住问他水肿消退没, 小吴一拍脑门说: "嗨, 瞧我这记性! 我老婆按你的方法吃了龙眼肉和大枣, 没多久肿就消了。她让我感谢你一下, 我都给忙忘了, 真是不好意思。"

我笑说: "谢什么呀, 举手之劳。不过, 那些可不只是水果和零食, 还有着很强的药理作用。"

龙眼味甘、性温, 入心、脾经, 具有补心健脾、养血安神、利尿消肿等功效。龙眼所含糖分很高, 为易消化吸收的单糖, 可以被人体直接吸收。龙眼含铁及维生素B_2很丰富, 可以减轻子宫收缩及宫体下垂。妇女产后体虚乏力、贫血等, 可用龙眼肉来活血调经, 促进体力恢复。红枣有补中益气、养血安神、缓和药性的功能。现代药理学发现, 红枣含有蛋白质、脂肪、醣类、有机酸、维生素A、维生素C、钙, 可以强健肠胃、补血, 也有通乳的效果。

┌─ 小贴士

　　孕妇, 尤其在妊娠早期, 不宜服用龙眼肉, 以防胎动及早产等。

没食欲, 蜜李片巧开胃

妻子的表妹要来家中小住, 妻子兴奋不已, 听她说: "这个表妹可不一般, 小时候随父母在俄罗斯生活, 洋味十足, 对中国的一些传统嗤之以鼻,什么水饺啊、春联啊、中医啊，她全都不喜欢，每天只知道披萨、汉堡和咖啡。"

我笑说："这哪是洋味啊，分明是矫情。中国人就该有中国人的习惯，学什么洋人那一套？"妻子却衣食住行，面面俱到地为小表妹张罗，甚至对着电脑学习制作俄罗斯的食物，妻子说："人家第一次来咱家，她要是实在不喜欢中餐，我还可以给她做西餐，总不能让她饿着吧？"

表妹来到家里，果然是卷发、瘦高，一副俄罗斯人的装扮，中文更是不太利索，满嘴的洋味。可她面对妻子特意做的排骨、凤爪、红烧鱼等一点兴趣也没有，更是频繁地出现干恶，毫无食欲。即使妻子端来好不容易做好的意大利面，小表妹也是视而不见，昏昏沉沉的样子。我说请她去西餐厅吃牛排，她连忙摆手说："什么也吃不下啊，一点胃口也没有。"

我见状，便哄劝小表妹："那我给你做点蜜李片，开开胃，保准你看什么都有食欲，吃什么都香。"

蜜李片

症状：食欲不振

材料：鲜李子500g，白砂糖150g，食盐20g，清水适量

做法：

1. 鲜李子去皮洗净，切成两半后放到瓦盆里，用食盐腌渍至果肉渗出水分，然后用清水漂洗，除掉咸味，沥干水分。

2. 锅中加清水煮沸后，放入李子肉，继续大火煮沸半小时后，取出李子肉并沥干水分。然后继续将李片放入锅中，加糖和适量清水，煮沸后再腌渍两天两夜，最后再捞出李子肉，用适量清水小火煎煮，直到糖汁浓缩将尽时捞出。冷却后方可食用。

小表妹先是捏着鼻子拒绝，在妻子的大力推荐下，尝了一口，兴奋地赞道："真好吃，酸甜可口，还有一股李子的清香味。"连服三天后，表妹的食欲大开，也不挑食了，妻子做什么她吃什么，还连夸妻子的手艺好，做什么都很好吃呢。

李子能促进胃酸和胃消化酶的分泌，并能促进胃肠蠕动，有改善食欲、促进消化的作用，尤其对胃酸不足、食后饱胀、便秘者有效。新鲜李肉中的丝氨酸、甘氨酸、脯氨酸、谷酰胺等氨基酸，有利尿消肿的功效，对肝硬化有辅助治疗效果。李子也是我国传统蜜饯食品之一，其色泽淡黄、晶莹光亮，食时柔软爽口、清脆甘甜，多适用于食欲不佳者。

┌─ 小贴士 ─────────────────────────────

未熟透的李子或腐烂的果肉有毒，都不能吃。体虚者忌过量食用，以免引起虚热脑涨、损伤脾胃。李子多食生痰，损坏牙齿，肺热痰多者不宜多食。

└───────────────────────────────────

夜盲症伤不起，每天吃吃蜜饯黑枣

因为工作关系，我和同事赵姐总是一起熬夜加班。她为人开朗乐观，总是有说有笑，我们一起合作得很愉快。可赵姐突然要求调离岗位，我急问原因，她说："我也乐意和你一起工作啊，彼此有个照应，挣得还多。可我最近一到晚上眼睛就模糊，看不清东西，行动都困难，真的不适合再加班。我打算换个岗位，再好好去检查一下，弄不好万一失明，这日子可就没法过了。"

我问赵姐："白天视力正常吗？"赵姐说："白天就是有点干涩流泪，但看东西不受影响。"我急忙说："这种夜间或暗黑环境下视力模糊不清或看不见东西，就是俗称的雀蒙眼，医学上称为夜盲症。形成原因主要是缺乏维生素A或者是一些消化系统的疾病影响维生素A的吸引，导致视网膜杆状细胞缺乏合成视紫红质的原料或杆状细胞本身的病变。这种情况并不可怕，只要及时补充维生素A，多食猪肝、瘦肉、胡萝卜、鱼或富含维生素A的蛋白质类食物，很快就会痊愈。"

赵姐听此话，连连说自己做过检查，医生说根本没什么实质性的病变。

我说："药补不如食补，我给你开一个食疗方剂，你连服七天，症状就会得到缓解。"

蜜饯黑枣

症状：夜盲症

材料：黑枣500g，青葙子60g，蜂蜜250g

做法：青葙子洗净放入不锈钢锅里，加适量清水后煎煮20分钟，将汤汁取出，再将锅中加水继续煎煮。反复取汤汁三次后，将所有汤汁混合放入锅中，再加入洗净的黑枣，用文火煮煎至黑枣烂熟，在剩下的汤汁将干未干时，加入蜂蜜并搅拌均匀即可。每次用温开水冲服1汤匙，每天2次。

赵姐没有申请调离，而是请了一周的假，窝在家里配合治疗。服用三天后，我打电话问赵姐怎么样了，赵姐说感觉没那么痒、那么干了。七天后，赵姐来上班，笑着说："你太厉害了，简单的几款小零食竟治好了我的夜盲症，不愧是老中医啊。"

我笑她不懂行，哪是三款小零食，分明是三味中药啊。

黑枣营养丰富，含有蛋白质、脂肪、糖类、多种维生素和丰富的钙质，既可补血理气，还对肝炎、乏力、失眠有一定的疗效。青葙子性微寒、味苦，归肝经，具有清肝火、祛风热、明目祛火的功效。蜂蜜富含大量的维生素和叶酸，常服蜂蜜对于心脏病、高血压、肺病、眼病、肝脏病、痢疾、便秘、贫血、神经系统疾病、胃及十二指肠溃疡等都有良好的辅助医疗作用。三者搭配，彼此渗透又促进吸收，更能将药效全部发挥出来。

┌─ 小贴士 ─────────────────

1. 多吃富含维生素A的食物，如动物肝脏、鸡蛋、瘦肉、豆制品、奶制品等食物，可以预防夜盲症。

2. 如果病情严重，夜间应卧床休息，不宜外出走动。婴儿和发育期的青少年，应该食物多样化，以免营养失调。虽然此方剂清肝明目，但瞳孔散大、青光眼患者禁服。

3. 过多食用枣会引起胃酸过多和腹胀。且枣不能与柿子、海鲜同吃。另外，枣子吃多了会胀气，孕妇或老年人如果有腹胀现象就不要吃枣，改喝枣熬的汤水就好了。

4. 蜂蜜外用还可以治疗烫伤、滋润皮肤和防治冻伤。

慢性腹泻好难受，冰糖乌梅来解愁

网友默默一直是我崇拜的偶像，丈夫常年出差在外，她一个人照顾老人和孩子，自己还要工作，但丝毫没有像个怨妇一样蓬头垢面、抱怨连连，而是每天打扮得光鲜亮丽，和她聊天，风趣逗乐，轻松愉快。可有一段时间，她挂着QQ，却一句话也不说，空间里也看不到她发的说说和照片，我担心她出了什么事，便给她打电话。她有气无力地说："我拉肚子都快一个月了，人瘦了一圈，药吃了一堆，也没见好啊。"

我便问她症状，她说："大便一天七八次，而且全是稀便，有时候还有脓血呢。肚子也拧成一股绳似的疼啊，而且不分时间和地点，严重影响工作和生活。痛苦死我了，你快帮帮我吧。"

我一听默默的话，这就是慢性腹泻，便问她最近有没有吃什么不易消化的东西，默默说："就是吃了几块烤玉米。"

我告诉默默，她的大便呈糊状，含有许多未消化的食物，主要是因为消化吸收不好，引起胃肠蠕动减慢造成的。与其再服用一些不易消化的东西，不如吃一些冰糖乌梅。

默默不解，乌梅冰糖也能治疗慢性腹泻？我告诉她："事实胜于雄辩，你试试不就知道了？"

冰糖乌梅

症状：慢性腹泻

材料：乌梅250g，冰糖250g

做法：乌梅洗净放锅中，加适量清水浸泡发透，再用文火加热，煎至五分熟时，捞出去核，把果肉用刀切成丁，再放入原液中，加碎冰糖继续煎煮，至七分熟烂，收汁即可。待冷却后外部再蘸一层白糖，装瓶。服用时取冰糖乌梅含服。

大约一周后，默默打来电话，听声音就神清气爽，第一句话便是谢谢，她说："没想到你说的冰糖乌梅还真管用，我吃了几次后，肚子就不那么疼了，大便次数明显减少，现在已经完全好了。"

我劝她："以后也要注意饮食，少吃些不易消化的东西，不要好了伤疤忘了疼。"

默默哈哈大笑："有你在，我怕什么？该吃吃呗，大不了再多吃几次冰糖乌梅。"

乌梅性平、味酸，归肝、脾、肺、大肠经，具有涩肠止泻的作用。此外，乌梅还有消毒的功能，也可防止食物在肠胃里腐化，并含有多种有机酸，能调理脾胃功能紊乱，协调胃肠功能。

小贴士

1. 糖尿病患者和减肥者可以喝乌梅冰糖水，但一定要适量。

2. 感冒发热、咳嗽多痰、胸闷嗳气的人不宜多食。

3. 妇女月经期和孕妇在生产前后不宜服用。

4. 乌梅不能与猪肉同吃。

常食美味樱桃酱，风湿腰腿痛不来访 ◇◇◇◇◇◇◇◇◇◇◇◇◇◇◇◇◇◇◇

奶奶岁数大了，常常糊涂，很多人和事都记不得了，整天说些乱七八糟的事情，一刻都不得清静。但天气一凉下来，她便安静了，因为她的腰腿疼得厉害，吃止痛药都不管用。奶奶以前说过，这都是她年轻时下地干活落下的风湿毛病，只要阴天下雨，便疼痛难忍。

结婚前有一次跟妻子聊起奶奶时，我便说了奶奶的情况："风湿腰腿痛的毛病，大多是受潮受凉造成的。最主要的症状是腰痛，腰部发沉，像有重物下坠，劳累后或阴雨天加重，晴天或气候温暖时好转；腰部前俯后仰活动受限制，不能长时间坐立，易疲劳乏力，全身酸懒沉重，而且特别怕冷或凉风，只要稍有不慎，便会发作。"

妻子体贴地跟我说："照顾风湿腰腿痛的病人，一定要注意保暖，特别不能沾凉。"妻子本想建议我给奶奶开一剂良方，缓解奶奶的疼痛，但又有些犯愁："奶奶那么倔强的一个人，苦中药怕是不爱吃吧？"

我笑说："老小孩，小小孩，都得哄。不爱吃药，咱就给她弄点甜的吃，既治了病，又挺可口。"

"世上还有这种药？"妻子忍不住说出心中的疑问。

我笑了："小看你未来老公了不是。樱桃酱能治疗风湿腰腿痛，哪个中医都知道。"

樱桃酱

症状：风湿腰腿痛

材料：樱桃1000g，白糖750g，柠檬酸0.3g，明胶5g，食用香精少许

做法：樱桃洗净、去核，用捣碎机或菜刀将其搅碎呈泥状。

将樱桃泥和水倒入锅内，用旺火煮沸5～7分钟，随即加入白糖和柠檬酸，改用文火慢煮，并不断搅拌，以免煳锅而影响果酱质量。文火慢煮15分钟后，将已加热溶解的明胶（用少量水将其浸泡后加热至溶）均匀倒入锅中，继续煮10分钟左右。然后取少许果酱滴入盘中，若无流散现象，即可离火。滴入香精拌匀，晾凉后盛入容器中，加盖放在阴凉通风处保存，随吃随取。

我每隔一段时间就给奶奶做樱桃酱，酸甜可口，软烂适中，奶奶很爱吃不说，吃了一个月左右，再有凉风或阴天下雨，奶奶的腰腿都没疼过。亲戚朋友都羡慕我学了中医，一家人都跟着借力。我跟他们分析："风湿骨病的起因，大多是受寒凉或阴湿引起的，受潮后没有及时换衣服、长期居住潮湿地、风雨中劳累工作都会引起受累的组织变性，造成缠绵难愈的慢性腰痛，比如肌肉、筋脉、韧带、脂肪和皮下组织等疼痛难忍，久治不愈。"

樱桃性温，味甘、微酸，入脾、肝经，具有益气、祛风湿的功效，还可以调中益气、生津止渴，对风湿腰膝疼痛、四肢麻木、烦热等症都有一定疗效。而且樱桃生食或煎汤饮用，能补脾益气，可以治疗病后体弱、食欲不振、失眠等。此外，樱桃的含铁量很高，尤其适用于贫血、体虚者，也是女人美容养颜的好食品。

小贴士

1. 樱桃性温热，热性病及虚热咳嗽者忌食。

2. 有溃疡症状者、上火者、糖尿病者忌食。

3. 樱桃与黄瓜、胡萝卜、动物肝脏、话梅不能同食。

中医膳食，
吃的是健康更是文化

病后调理，怎能少了香菇鸡？ ◇◇◇◇◇◇◇◇◇◇◇◇◇◇◇◇◇◇◇◇

隔壁部门的小张因阑尾炎住院了，不过他这病需要忌口，病中也不能吃什么。主任就嘱咐大家伙等到他出院的时候去他家看他，到那时候他什么都能吃了，正好给他买些好吃的补补身体。

大家伙有了这个话题，趁着午休开始滔滔不绝，这个说咱们给小张买上一盆鲤鱼，有人反对，说他又不是下奶，那个说，要不咱买只鸭子给他炖汤，不是说老鸭也补身体的嘛。大家七嘴八舌议论纷纷的时候，主任发话了，指着我说："咱这儿有食疗专家，还是问问小李，咱们再选择买什么吧。"

中医讲究元气，那么在我们普通人眼里，做手术，就是最为损伤元气的。实际上，中医理论中，手术后，人的内脏器官明显会有一些不适，或者说是失调，在这种情况下，应该吃一些流食，这样的食物不仅容易消化，而且不会给内脏带来负担。例如稀粥、菜汤、蛋汤、牛奶等等，这些食物温和而又有人体所需的物质，非常适合手术过后等到排气时进食。

虽然说注重饮食结构、保证营养会让病人的身体恢复得快一些，但是，我们一定不要走入误区，觉得营养就是大鱼大肉，就是油腻。就算是烹制骨头汤、鱼汤等荤食，也要撇净油脂，保证病人喝到的都是味美可口的精华。

同事们听到这都嬉笑着说："他这不能吃，那不能吃的，我们可就省钱了啊。"主任拍着这几个同事的肩膀说："探视病人本来看重的就是心意，谁在乎你们那几个钱？不如咱们每个人在家做点有营养的汤品之类的带给他喝好了，也是我们的一点心意。"大家都说这个办法好。

我回到家里说了这件事，妻子问我："那你给小张带什么去啊？""嘿嘿，这个嘛，我自有妙计。"

> **香菇鸡**
>
> 功效：病后调理
>
> 材料：净鸡肉250g，水发香菇100g，红枣30g，湿淀粉、盐、料酒、味精、葱、姜、麻油各适量
>
> 做法：鸡肉洗净，切成条状。红枣洗净去核，切四瓣。香菇、葱、姜切丝。鸡肉条、香菇丝、红枣放碗内，加盐、白糖、味精、葱丝、姜丝、料酒和湿淀粉拌匀，上蒸笼蒸（或隔水蒸），蒸熟取出，用筷子拨开，装盘，浇麻油即可。

　　小张的父亲对食补有一定的研究，看到我们带去的菜，唯独对我这道香菇鸡赞不绝口。香菇鸡软嫩适口，可以当作晚餐中的正菜上桌，无论男女老幼，这道菜都很适合。小张的父亲说："以前总听小张说，你是中医中的食疗专家，我还半信半疑，可看到你做的这道菜，我算是服了。"

　　鸡肉温中益气，补精添髓。《随息居饮食谱》上记载："鸡肉补虚，暖胃，强筋骨，续绝伤，活血调经。"香菇性平、味甘，能益脾胃、助消化、降血脂。香菇多糖，有提高免疫力和抗癌的作用。故本药膳营养丰富，是老年人、体质虚弱者、病后或产后妇女的调理佳肴，也对心血管病、高脂血症、癌肿者有一定的辅助治疗作用。

小贴士

　　内火偏旺、痰湿偏重之人，肥胖症、患有热毒疖肿、高血压、血脂偏高、胆囊炎、胆结石症的人忌食鸡肉。

　　鸡肉性温，助火，感冒伴有头痛、乏力、发热的人忌食鸡肉、鸡汤。

抗癌扶正，百合炖猪肚

　　晚上，我们一家人正吃着晚饭，就听邻居王大娘家吵了起来，更让人想

不到的是，这回吵得最凶的居然是平时言语木讷的王大爷。妻子急忙拉我过去劝劝架，都一把年纪了，这么吵架，让小辈看了也笑话。

王大爷和王大娘在我的劝说下倒是不吵了，可都挤到了我们家让我们给评理。原来，退了休的王大娘没什么事，整天去听那些保健品的讲座，听了以后就活了心，整天大包小包地往家买。一开始，王大爷知道王大娘是为了身体健康也没说什么，可今天王大爷去银行一看，家里五万块的存款让王大娘已经花得差不多了，这才发了脾气。

王大娘也振振有词地表示，老两口年纪大了，什么小毛病都找了上来，现在不重视保养，将来生了病，花的钱还会更多。她还举例说："就比如，咱们前楼的老张太太，患了胰腺癌，现在看着可痛苦了。我这是在提前抗癌，吃了这些保健品，癌症就会远离家人。"

我笑着摇摇头说："王大娘啊，你误会了中医学上所谓的抗癌扶正的意义。一般人一说起中医抗癌，首先想到的就是吃中药，其实你这是走进了养生的误区。中医讲求扶正固本，有了好身体，自然就有了抗癌的能力，所谓的扶正固本，是中医养生的主要原则之一。扶正就是扶助正气，人的正气稳固，不外泄，身体自然就会好。而固本就是调护人体对抗病菌病毒的能力。中医讲究通过扶正固本以促进生理机能的恢复，以达到正复邪退治疗疾病的目的。"

王大爷拿着王大娘买的那些保健品问："那你说她花这么多钱，买的这些有用吗？"我看了看，说："不能说没用，可你与其花这些冤枉钱，不如我来给你介绍一个方剂，你有空的时候煮了和老伴吃，效果肯定不比你买这些保健品差。"

王大爷急忙喊："快拿纸笔来，我记下。"

百合炖猪肚

功效：抗癌

材料：猪肚一副，鲜百合50g，盐、清水适量

做法：将猪肚翻过来用盐、生粉反复搓洗干净；再将猪肚原只下汤锅，清水烧开，文火炖一个半小时；将猪肚捞起，切片，加上鲜百合重新入锅煮15分钟，下盐调味即可。

王大爷看着方剂，嘴里啧啧地夸："不愧是名医，你看看人家开这方子，看着就好吃。"王大娘撇嘴："一天到晚就知道吃，好吃管什么啊，这不就是炖猪肚子吗？就能养生？比我那花大价钱买的保健品效果都好？"我拍着王大娘的手，用了将近一个小时给她讲解这道方剂的妙处。

猪肚味甘、性微温，归脾、胃经；补虚损，健脾胃；用于虚劳羸弱、泻泄、下痢、消渴、小便频数、小儿疳积等症。百合几乎适用于任何人群，尤其体弱多病、心慌气促者，服食百合对身体更是有相当多的好处。

小贴士

猪肚在烹制过程中，注意不能先放盐，否则猪肚就会紧缩。

健脑活血的利器，陈皮苜蓿

和我一个办公室的小张最近成为了大家的笑柄，总有人暗中提醒："快看，看小张。"只见小张不是用拳头就是手里的家伙什，使劲敲自己的脑袋。终于，我们主任忍不住了，说他："小张啊，你当自己是一休啊，这么敲。"小张有点不好意思："不是，我最近这脑袋也不知道是怎么了，总觉得木木的！然后这心脏好像也不舒服，总是偶尔突突地使劲蹦两下，谁知道这是怎么了？"

大家的目光一下聚焦到了我身上："哎，可都别看我啊！我的水平也没到太高深的水平，我只能给点食疗的小建议。"我急忙推脱。我们主任笑着说："都是同事，你就当帮个忙。"小张也跑过来凑趣："哥，平时你对我最好了，你就帮看看有什么既省钱又有效的方法。"都这么说，我也没办法了，只好答应下来。

这次我没有直接给出方剂，而是先给小张认真地做了一番检查。

我觉得，小张现在主要是心脑血管出现了轻微的异常，这种疾病主要是由血管壁平滑肌细胞非正常代谢造成的，通俗点说，就是小张的血管出现了问题。

血管组织和人体的其他组织一样，在一定周期内会完成一轮新陈代谢，血管使用时间过长其实就如同我们日常家用的水管，肯定会出现大大小小的问题。就比如说小张的血管，肯定是由于新的细胞组织不能正常形成，使血管壁本身存在"缺陷"产生炎症，而使得血管收缩不畅，才会出现头胀、心慌。这就好比一条破烂不堪的旧管道，如果不及时清理、疏通，随时都有阻塞或破裂的可能。

血管是血液流通的重要通道，同时它也受神经系统的支配，因此神经系统不正常也能够导致供血的紊乱，引发头疼、头晕。

小张现在的问题，在我看来，已经属于初步的脑供血不足。好在他的血压不高，所以只要按时运动，注意饮食，还是可以进行方剂调理的。

陈皮苜蓿

功效：健脑活血
材料：苜蓿400g，陈皮25g，大蒜少许
做法：陈皮切丝，放入水中浸泡10分钟左右，沥干水分。蒜剁成蒜末。取大碗一只，将陈皮、苜蓿、蒜末一起放入，加入少许白糖、陈醋、精盐、味精抓拌即可。

小张拿着我开给他的方剂小声问我："你是不是知道我没什么钱啊！怎么这方剂里橘子皮成了主打啊，这能有用吗？"我清了清喉咙，一板一眼地做起了老师。

苜蓿有清脾胃、清湿热、利尿、消肿、养血活血的功效，苜蓿芽营养成分高，含有丰富的膳食纤维，且仅有很少的糖类，热量非常低，是一种上佳的高纤维低热量食物。陈皮可以健脾祛痰、理气、调中、燥湿，经多年研究，现已知陈皮具有许多药理作用。

天麻鳝丝，脑部缺氧者的福音 ◇◇◇◇◇◇◇◇◇◇◇◇◇◇◇

　　我分析一定是我们伏案久坐的时间太长了，这边刚刚把小张治好，那边小李又哭丧着脸找来了。"哥啊，你给小张的方剂我也吃了，可是，小张都好了，我怎么还难受啊？""你是什么症状啊？"我问他。小李说完，我觉得他确实和小张在病情上类似，但是又有些不同，小李说他近日来总是觉得头晕、头疼、头胀，有的时候还恶心。

　　我没忍住对小李一顿唠叨："你们这些年轻人啊，我真不想多说了。整天总说工作忙，不运动还不好好休息，等到身体不舒服了，就想起来寻医问药了。"

　　小张苦着脸问："那我到底严重吗？""你这是典型的脑缺氧的症状。"我严肃地说。不能说不严重，因为这病如果延误了治疗，任其发展，后果是非常可怕的。

　　我找来了一张大脑的内部分析图，在上面比划着给他讲解。担负着人的神经枢纽工作的大脑，是片刻也离不开氧气的。我们一个成年人的大脑约重1500克，重量只占人的体重的百分之二点五到三点零，然而我们的大脑所需要提供的血液流量却占心脏搏出量的百分之十五到二十。也就是说，单单一个大脑，竟然占据了人体四分之一的耗氧量。

　　正因为我们的大脑需要的氧气量极大，又因为体积受限缺氧耐受力极弱，所以它不能有片刻的缺血、缺氧，仅几秒钟的缺氧就会引起头晕、眼前发黑，严重的时候甚至会晕厥，不省人事，危及生命！

　　尤其像我们这些整天对着电脑足不出户的人群，大脑缺氧成了普遍存在的问题。我说完，看着小李说："你呀，没事好好休息，多运动，少吃油腻的东西，现在要好好爱护身体，不然等到老了想补救也晚了。"

小李唯唯诺诺地听我教训完，轻声问："那有没有适合脑缺氧的人吃的方剂啊？"我又是一顿训斥："不要什么都依赖方剂，还是要从根本上着手。方剂要吃，运动也要做，缺一不可，听到没有？""听到了，听到了。"

天麻鳝丝

症状：脑部缺氧

材料：鳝鱼300g，天麻15g，水发黑木耳100g，鸡蛋两个，葱姜少许

做法：天麻用水浸泡，捞出后沥干水分，上锅蒸半小时，切丝备用。黑木耳浸泡发起后切丝备用。洗净后的鳝鱼切丝，放入碗中，在碗中加入一只鸡蛋的蛋清及少许盐、味精、料酒、淀粉调制成糊状。将拌好的鱼丝放入三成热的油里滑炒，变色后出锅，放入漏勺中备用。在炒锅中放入适量的油，将切好的葱花、姜末放入锅中翻炒，再将切好的天麻丝、黑木耳丝依次放入锅中，煸炒片刻，加入少许盐炒匀，再把鳝鱼丝放进锅中加20克淀粉勾芡，芡勾好后就可以出锅装盘了。

小李捧着方剂嘻嘻笑："哥啊，这方剂就算不能治病，可也算是一道美食呢。"我板着脸教训他："小李，你这么说简直就是低估了中医方剂的能量与功效。别以为这方剂看似不起眼，但都是老祖宗经过摸索，一点一滴凝聚成的精华。"

天麻又叫明天麻，主要产于中国的华中及华南地区。中医认为天麻具有息风、止痉、祛风除痹的功效，可以有效地缓解各种肢体麻木、头痛等症状，是中医治疗大脑及神经系统疾病的常用药物。增强记忆力的首选当属鳝鱼，鳝鱼中含有丰富的DHA和卵磷脂，经常摄取卵磷脂，记忆力可以提高20%，故食用鳝鱼肉有补脑健神的功效。

小贴士

> 鳝鱼不宜与狗肉、南瓜、菠菜、红枣同时服用。
>
> 天麻不能与御风草根同食，否则有患结肠的风险。

肺肾阴虚的救星，玉竹炒芹菜

久未露面的张强老婆给我打来电话，她倒是一贯的快人快语、直截了当："豆豆爸，问你个事啊。你说这男人要是经常咳嗽，还没有多少痰；有的时候吧，就总听他干咳，然后还总说嘴干，爱喝水，尤其最近他还总说腰膝酸软，你别说，这人也眼看着就消瘦了。还有，我想想啊，对了，他还经常潮热汗出、脸色发红。哎，豆豆爸，你能记住这么多吗？要不要用笔记一下？"

趁着她说话空当，我打趣她："哎，你们家张强到底怎么回事啊？要么就不来我家做客，一旦有他的消息就是咨询病情，你是不是没把他照顾好啊？要不，就是你把他照顾得太好了？"我嘻嘻的笑声还没结束，张强老婆已经发出河东狮吼："豆豆爸，你有没有搞错，我是替我老爸问的。"我真想抽自己一个嘴巴。为了弥补自己的冒失，我告诉她有办法，不过最好让我先见见患者。

张强老婆说："但凡是想求您给个方剂的，一般都是没什么大问题，或者是医生看了，让食疗调养的。放心，我们是先去医院彻底检查明白，再来您这里讨方剂的。"于是，我清了清喉咙，又回到了老中医的角色中。

她爸爸现在这些症状，属于肺肾阴虚的范畴，肺肾阴虚指的是肺肾两脏阴液亏虚所致的病症。成因大多由于身体感受了外邪，深入肌体，而导致化热伤阴；还有一种可能就是她爸爸原本就有肺病，肺阴暗耗得过大，这次才会累及肾脏。当然，对年轻人而言还可能是房劳过度，肾阴亏耗，影响了肺脏器官，也会出现她爸爸那些问题。

"你说这么多我又有点记不住了，以后慢慢教我。现在您就直说，我爸爸该吃点什么方剂吧？"张强老婆心急地说。

玉竹炒芹菜

症状：肺肾阴虚

材料：玉竹、芹菜各适量

做法：芹菜和我们平时家常的切法一样，斜刀，切成薄片，或者是切丝，然后氽水备用。热锅，倒油，将洗好的玉竹与芹菜放入锅中，大火爆炒即可。不过，应该切记的是，既然是方剂，那么在盐分的使用上要把握好尺度，不宜过咸。

张强老婆不满地说："我还等着你继续说下去呢，没想到就已经结束了；可是陈述病情的时候，却说了那么多。难道颇为复杂的病，养护起来这么容易？"我直接说出了其中的道理。

芹菜味甘、性凉，有降压、健胃、利尿的作用。肺肾阴虚多由感受外邪入里化热伤阴，或肺有宿疾、肺阴暗耗、累及肾脏，或房劳过度、肾阴亏耗影响肺脏等引起。玉竹味甘、性微寒，可养阴润燥、生津止渴，用于肺胃阴伤、燥热咳嗽、咽干口渴、内热消渴。

> **小贴士**
>
> 玉竹适宜体质虚弱、免疫力降低及阴虚燥热、食欲不振、肥胖的人；不宜脾虚便溏者、痰湿内蕴者。中寒腹泻、胃部胀满、不喜饮水、痰多、苔厚腻等湿痰盛者，忌食玉竹。

蜜糖蒸鸡肝，保护眼睛有奇功

自从我为豆豆的同学阳阳治好了一些小毛病，阳阳妈妈就觉得我是无所不能的，整天在家长圈各种宣传。这不，我今晚刚刚洗了澡，想看会儿书好睡觉，放在床头的手机就响了起来。

"是豆豆爸爸吗？我是李翟的妈妈，不好意思，这么晚了给您打电话。我听阳阳妈说你会许多养护身心的方剂，我也觉得吃方剂比吃西药强，所以，想跟您求教点问题。"

我是个特别好面子的人，看人家都这么说了，我也不好意思回绝。原来啊，李翟最近也不知道是怎么了，看书看电视时总眨眼睛，还说眼睛干、痒、痛，去看了西医，医生也说了，还没到近视的地步，但是一定要保护好视力。所以，李翟妈妈就犯难了，想找我问问，中医是怎么看待这个问题的。

中医理论认为，肝开窍于目，也就是眼睛。眼睛干涩和肝会有一定的关联，而且，这种眼睛干、痒、痛的问题，还牵涉到肝阴虚或者说是肝气虚两种类型，那就要看本人身体是哪种表现。其实，简单点说，也是很好区分的，肝阴虚的人会特别怕热，而肝气虚的人则会怕冷。当然，这两种现象在成年人中比较常见。应对这几种症状，我还真有一道方剂能用得上。

蜜糖蒸鸡肝	**功效**：保护眼睛 **材料**：鸡肝2～3副，蜜糖25g **做法**：鸡肝洗净，放碗内，加蜜糖，隔水蒸熟。

在给李翟妈妈提供这道方剂的时候，我已经对该方剂的种种利弊做了明确的阐述，她也说了不会天天给李翟吃。我们初步定为一周吃两次，选择在午餐的时候，因为晚餐后活动量少，鸡肝又比较油腻，不太适合。也就是大

概过了三个半月，李翟妈妈欣喜地对我说，这道方剂真管用，不但李翟的眼睛好了，自己跟着吃，原来的夜盲症也都好了。

鸡肝营养丰富，每100克中含蛋白质18.2克、脂肪3.4克、碳水化合物2克、钙21毫克、磷260毫克、铁8.2毫克、维生素A 2.7毫克。中医历来认为鸡肝有补肝肾、治肝虚目暗、小儿疳积之功。《本草汇言》说："鸡肝，补肾安胎，清疳明目之药也。王嘉生曰：目乃肝窍，疳本肝疾，小儿肝热致虚，故成疳疾，目暗者，以鸡肝和药服。取其导引入肝，气类相感之用也。"鸡肝，以乌雄鸡之肝为佳。

小贴士

鸡肝的胆固醇在动物肝脏中算是含量比较高的，所以，成年人食用这道方剂，一定要确保自己没有脂肪肝、高血压以及高血脂。

烹调鸡肝时一定要控制好时间，最好保证能在大火中翻炒5分钟，外观上见不到一点血丝为宜。

过度疲劳身体虚，就吃五元补鸡来补气

我们医院的职工刘亮亮，人送外号"向日葵"，意思是说只要有太阳照射的地方就能看见他生机勃勃的身影。我们主任说了，人家刘亮亮这名字取得好，嗓门亮，脑门亮，走到哪里都透着一股喜庆劲。

可最近我们大家都发觉，这刘亮亮就像是被霜打了的茄子一样，以往即便通宵工作，第二天他一样精神抖擞的，可现在你再看他，懒洋洋的，一天到晚不说话。就算我们故意逗他说话，他也总说不了长句子，说到中间非得停顿下来，狠狠地喘上一口气，就一会儿的功夫，额头上全都是汗。我们主任都看不下去了，告诉他不行就给他假去调理，他苦笑着说："各项检查也都做了，没发现什么问题。可我就是浑身没劲，总觉得累，想睡觉。"

我当时就一怔，提醒他说："亮亮，你是不是应该看看中医食疗啊？"他

这下来了精神，急忙走到我跟前说："你快给我讲讲。"

其实，刘亮亮这身体要按照中医学上来讲，不是什么大问题，叫作过度疲劳后引发的身体气虚。中医讲究养气，但凡气虚的人，大多都是由这么几个因素造成的，一个是天生的，母亲在怀孕的时候营养不足，或父母双方有一方体质不好。再一个就是大病过后，但凡大病初愈的患者，说话都气息微弱，没有劲道，这就是气虚的表现。不过，我觉得这些条件刘亮亮都不具备，那么，他很有可能是长期用脑，伤及心脾造成的。刘亮亮是我们医院专管网页设计的，说他是天天绞尽脑汁都不为过，尤其还经常熬夜，日积月累肯定会落下一些疾病。

刘亮亮听了我的分析，冲着我直作揖，问我说："哥，你那儿有什么吃的可以治疗我这种毛病吗？"

还别说，真有。

> **五元补鸡**
>
> **症状：过度疲劳身体虚**
>
> **材料：母鸡1只，龙眼肉30g，荔枝肉30g，黑枣30g，莲子30g，枸杞子30g，冰糖30g，料酒、盐、葱、姜各适量**
>
> **做法：鸡去毛去内脏，洗净。龙眼肉、荔枝肉、莲子洗净。黑枣洗净，去核。龙眼肉、荔枝肉、莲子、黑枣、枸杞子、冰糖放鸡腹内。鸡放钵内，加料酒、盐、葱、姜，蒸2小时熟烂即可。**

刘亮亮听我说要他吃老母鸡，正在喝茶的他噗地一下把茶水喷得哪儿都是，他居然说我在逗他："从小就听说老母鸡是给妇女吃的东西，我这个大男人，居然还要用老母鸡补身体？"在我的解释劝说下，他还是抱着试试看的心态照做了，没多久，就变得容光焕发，重新心明眼亮起来。

《随息居饮食谱》上说："鸡肉补虚，暖胃，强筋骨，续绝伤，活血调经，托痈疽，止崩带，小便频数，主娩后羸。"莲子补脾、养心、益肾。荔枝肉生津、益血、理气。黑枣健脾、益气、和胃。枸杞子补肝肾。龙眼肉益心脾、补气血、安神。上述各味共煮，成五元补鸡，具有补五脏、益气血的功能，为滋补强身佳肴。

鸡肝羹，保护视力简单又有效

豆豆同学李翟的眼睛好了没多久，我同学又找上门来了。我还纳闷呢，怎么这几天都是来问我关于眼睛的问题的？这眼睛可是大事，我妻子也提醒我，小问题你看了也就看了，别人家严重的病你也在那提建议，耽误了人家就坏了。

我同学这个情况，我就觉得有些严重。她跟我说她也不知道是不是年纪到了，得了老花眼，视力减退得特别厉害，尤其是到了光线昏暗的地方或者是夜晚，简直就要看不清楚东西了，她问我："这到底是怎么回事啊？"

我严肃地说这是典型的夜盲症。造成夜盲症的主要原因是视网膜杆状细胞缺乏合成视紫红质的物质，或者说是压根视网膜出现了问题。同学很疑惑，说自己经过了严格的检查，视网膜没有问题。我点头说，这要好办不少。

我说要她从现在起，多进行户外运动，多照射日光，注意卫生，保证睡眠，让身体里的各个器官都能够得到休息，同时，在饮食上也要多注意一些。

同学急忙说："那你给提供个简单有效的方剂呗，能够把我这夜盲症治好的。"

鸡肝羹

功效：保护视力

材料：鸡肝200g，葱、姜、料酒、精盐、味精、淀粉各适量

做法：鸡肝去筋膜，洗净，切小片，氽入沸水中，变色无血即熟，加料酒、精盐、葱、姜、味精稍煮，用淀粉勾芡。

　　我把这道方剂讲给我同学听的时候，她无语半晌，然后才跟我讲："你别误会，我不是不相信你，可这鸡肝我们家是从来不吃的，我一般都买了来给小狗吃，我从来没听说过鸡肝可以治病啊？"经我再三劝说，她才愿意一试。结果没多久，她的视力就恢复正常了，做事也更有精神了。

　　鸡肝可以补肝肾，并对肝虚目暗、产后贫血、肺结核等有一定的防治作用。鸡肝中含有丰富的蛋白质、钙、磷、铁、锌、维生素A、B族维生素，而且铁质丰富，是补血食品中最常用的食物。其中，维生素C和微量元素硒能增强人体的免疫力，还可以抗衰老，并有抑制肿瘤的作用。

┌─ 小贴士 ─

　　糖尿病人在饮食问题上有许多禁忌，比如猪肝、鸡肝等食品就应当尽量少吃或者不吃，这是因为这些动物肝脏里具有很高的血红素铁，长期大量地进食这些食品，对血糖有很多不良影响。

夏季常食鲜荷叶包鸡，清热滋补又开胃

　　爸爸的身体在同龄人中算是比较好的，可他却有个毛病，身体会随着季节变化出现一些症状。比如在今年夏天，我每周都带一些清凉可口的小菜给他吃。可他吃的都没有豆豆多，问他，他就说自己苦夏，看什么都没胃口。这才半个月的时间，他的圆脸就变成了椭圆形。

　　看他每天食欲不振的样子，我也心疼啊！不过，好在每年夏天他都要来上这么一出，我也就有所防备，这不，我就要用我的撒手锏了。

其实一到夏季，不但爸爸会有这种症状，很多人都会有食欲不振的毛病。就算可以把一日三餐做得色香味俱全，我们却完全没有以前一提吃饭就食指大动的感觉，这是为什么呢？其实，这一切都是胃寒和脾胃虚弱惹的祸！

胃寒，就是胃里的寒气大，胃肠蠕动慢，消化不良，导致茶饭不思。脾胃虚弱，主要表现在没有舌苔或者舌苔中有裂纹，伴有四肢乏力等症状。那我们要怎么样才能消灭胃寒和脾胃虚弱，让胃口重新回来呢？

鲜荷叶包鸡

功效：清热滋补

材料：净鸡肉500g，香菇50g，火腿30g，鲜荷叶4张，精盐、糖、料酒、葱、姜、味精、麻油各适量

做法：先将鸡肉、火腿、香菇洗净，切片；葱、姜洗净，切小段；荷叶洗净，用开水烫一下，撕成几片。然后把鸡肉、香菇、火腿放碗内，加料酒、精盐、葱、姜、糖、味精、麻油拌匀，用荷叶包数包，上笼蒸熟。

鸡肉容易消化而味道鲜美，荷叶清香，余味犹长，这道方剂做好后，味道真没的说。可总有人觉得将鲜荷叶放到方剂里，有着说不出的怪异，它原本郁郁葱葱地长在池塘里，怎么采摘下来，和鸡同时服用，就会产生这么强大的效果？

荷叶能清暑利湿，升发清阳。《本草再新》上说，荷叶清凉解暑，止渴生津，治泻痢，解火热。荷叶包鸡不仅补虚，而且有解暑热作用，为夏季清补佳品。这道鲜荷叶包鸡有解暑、补益、强身的作用。如果夏季心烦口渴、食而无味，食用这道方剂是不二之选。

小贴士

鲜荷叶不可以用银器保存，虽然现在家中所用银器皿不多，但是一些银制的罐子等器皿，应该避开鲜荷叶。

女性在经期和哺乳期也要避免吃本方剂。

健脑益智又养血，桃仁鸭方帮你忙 ◇◇◇◇◇◇◇◇◇◇◇◇◇◇◇◇

邻居刘姐为了照顾即将高考的儿子，把生意正红火的饭店都转让了，一天到晚在家给儿子调理饮食，开车接送他上数学补习班。刘姐说："只要孩子能考上一所好大学，将来有好的前途，我这也都值了。"

我告诉刘姐，这个时期孩子的饮食要多注意营养，多给他吃一些提神醒脑益智的食物，来缓解大脑疲劳。刘姐点头说："是啊，可这孩子不喜欢吃坚果，更不喜欢吃水果，饭菜吃得又少，怎么劝都不吃，真是麻烦啊！你有什么好办法，教我两招呗。"

我想起岳母跟我说过，妻子小时候就不爱吃核桃，岳母便将核桃和鸭肉混合在一起，捏成鸭肉丸子给她吃，妻子不仅没有讨厌，反而很喜欢。我便对刘姐说："我听我岳母说起过，可以将核桃做成丸子，等我回家帮你写一下方剂。"

我到家后，妻子向我问起此事。我说："长期脑力劳动的人，容易大脑疲劳，影响工作效率，确实应该适时地服用一些健脑益智的食物，像坚果、鸡蛋、牛肉等，既能增强体质，又起到了健脑益智的作用。"

核桃仁鸭方

功效：健脑、养血

材料：鲜鸭半只，虾仁50g，核桃仁15g，精盐15g，绍酒35g，葱25g，姜25g，丁香1g，干淀粉25g，花生油500g

做法：鸭肉洗净沥干装入盘中。盐、绍酒、葱、姜、丁香洒在鸭肉上并搅拌均匀，腌制20分钟。锅中放水，将鸭肉放入蒸屉中大火烧开后，调小火慢蒸，直至鸭肉软烂，再剔骨留形备用。将核桃仁用沸水浸泡后去皮，切成小丁。将虾仁洗净切成细茸，加水搅拌成糊。在鸭肉上拍一层干淀粉后铺上虾糊，并塌平，撒上桃仁。将锅烧热后加入花生油，约六成热时，投入鸭肉煎炸至金黄酥脆，起锅沥油，改刀切成小块，码盘即可。

大约半个月后，我刚下班，刘姐站在楼道门口向我招呼说："你上次介绍的核桃仁鸭方，我儿子特别喜欢吃不说，他吃了几次后，自己说半夜不咳嗽了，痰也少了很多，学习也更有精神头。这都是你的功劳，真不知道该怎么感谢你。"

我笑说："谢什么啊，举手之劳，等他考上了好大学，也好给豆豆做个榜样。"刘姐接着又问："你说，这些东西都是平时我们日常接触的，可我怎么就想不到把它们弄在一起做菜吃呢？"中药药膳就是有这种魅力，总是会将你想不到的汇总在一起，再呈现给我们一道神奇的养生美食。

鸭肉味甘、性寒，入肺、胃、肾经，可清凉、明目、平肝，有滋补、养胃、补肾、除痨热骨、止咳化痰等作用。核桃仁味甘、微苦、微涩，性平、温，无毒，入肾、肺、大肠经，可补肾、固精强腰、温肺定喘、润肠通便。核桃仁含有丰富的营养素，并含有人体必需的钙、磷、铁等多种微量元素和矿物质，以及胡萝卜素、核黄素等多种维生素，可补气养血、健脑益智、润燥化痰。

小贴士

　　鸭肉不能和兔肉、杨梅、甲鱼、木耳、胡桃、荞麦同时食用；身体寒凉以及慢性肠炎者不宜多吃；感冒患者忌食。

　　核桃性热，而白酒也属甘辛大热，二者同食，易致血热，特别是有咯血宿疾的人，更应忌服。

五脏烦热者，巧食拌三丝祛火又清热

趁周末的时候去看望姨妈，却觉得姨妈好像心情不好，也不像往日那么热情，我以为她是想表妹了或和姨父吵架了，也没多问。可刚坐了一会儿，姨妈明显不耐烦了，说话嗯、啊地敷衍我，我便提出要走，姨妈反而有些不好意思。拉着我的手，有些舍不得，我却明显感到姨妈的手心燥热，急忙拉着她坐下，问她是不是还有体虚易疲劳的症状。姨妈说："是啊，这段时间不知道怎么了，手心脚心都热得难受。这大冷天的，晚上睡觉都要把手脚晾出去。而且睡眠也不好，总是做梦，心情也特别烦躁，干点活就累得喘，你说可怎么办？"

我安慰姨妈："没事儿，你这应该是五脏烦热引起的。我给你开个方子调理一下，很快就能好。"

五脏烦热多是由内伤或外感病症所致，内伤主要是阴血虚亏，多见于虚劳病中；外感则多因热病后期，余邪来侵所致。如果姨妈没有感冒发热或感染风热，应该就是阴虚血亏造成的，这也是中老年的常见病。其实，不用吃药，只要平时饮食清淡一些，多吃清热祛火的果蔬，几天就好。给她推荐拌三丝吧，清凉舒脆，治疗五脏烦热效果特别明显。

拌三丝

症状：五脏烦热

材料：苦瓜、西瓜翠衣、黄瓜各适量

做法：先将苦瓜、黄瓜、西瓜翠衣洗净切丝，放热水中打焯一下，再用凉水淋透放凉后，将苦瓜丝、黄瓜丝与西瓜翠衣放在热水中焯一遍，去掉异味，然后用凉水淋透晾凉。最后，将这三种丝加入盐、味精、香油搅拌均匀即可。

隔了一周后，我拎着新鲜西瓜去看望姨妈，姨妈笑着说："西瓜好，连皮都能吃。自从吃了你开的拌三丝，我这个手心脚心热的毛病真好了，也不乏力、失眠了，早上又出去锻炼啦。"

苦瓜具有清热祛暑、明目解毒、降压降糖、利尿凉血、解劳清心、益气壮阳之功效。苦瓜中含有多种维生素、矿物质，含有清脂、减肥的特效成分，可以加速排毒。黄瓜味甘、甜，性凉，无毒，具有除热、利水利尿、清热解毒的功效；另外，黄瓜还可除湿、收敛和消除皮肤皱纹，对皮肤较黑的人效果尤佳。西瓜翠衣性凉、味甘，具有利尿作用，可用以治疗肾炎水肿、肝病黄疸及糖尿病，此外还有解热、促进伤口愈合以及促进人体皮肤新陈代谢的功效。三者巧妙地搅拌一起，既清凉可口，又具有清心、利尿、滋阴、润燥的功效。

小贴士

　　1.黄瓜中富含维生素C分解酶，如果与维生素C含量丰富的食物，如辣椒等同食，黄瓜中的维生素C分解酶就会破坏其他食物的维生素C，降低人体对维生素C的吸收。

　　2.苦瓜不能和花生同吃。

　　3.五脏烦热者，平时饮食宜清淡为主，忌辛辣刺激性食物。

心烦不安压力大，菊花炒鸡片要常食

　　我整天担心着家人朋友的身体，可没想到，我自己的身体也出现了麻烦。总是莫名其妙地发火，看什么都心烦。到最后，豆豆和妻子看见我，都是一副避之则吉的表情。有一次我听见豆豆问妈妈："我爸这是怎么了？"妻子竟然说我是"更年期提前了"。

　　其实我自己也不想这样啊，可就是看什么都不顺眼，比如说一瓶娇艳的花和一块窗帘上的污渍，我肯定只看见污渍，看不到花。

　　一年四季中，夏季在中医学中被称为是"火季"，也就是说，夏季属火。火气往往通于心，所以说，人的心神在夏季是最容易受到干扰的。而人的心神受到了扰动，自然就会出现心烦意乱、心神不宁的状况。你觉得心烦不是大问题啊？那么你错了，人在心烦的时候会造成心跳加快，而心跳加快就会加重心脏的负担，长此以往，必然会引起心律不齐等疾病。所以，心烦不可等闲视之。

　　虽然我知道了心烦的成因，可是，我这到底是如何引起的呢？妻子问我："最近家中和单位都还好吧？"她不问我还真没想到这一点，最近单位接了一个新项目，而我这组正是项目的核心，可把我紧张坏了。妻子说："这就对了，你这毛病就是从这儿引起的。"

菊花炒鸡片

症状：**心烦不安压力大**

材料：**鸡肉500g，菊花瓣30g，鸡蛋3个，葱、姜、料酒、盐、糖、胡椒粉、味精、淀粉、麻油各适量**

做法：**将鸡肉洗净，去皮切片；菊花用冷水轻轻洗净；葱切小段；鸡蛋留蛋清。再把鸡肉片用蛋清、盐、料酒、胡椒粉、淀粉调匀，然后用盐、糖、味精、麻油调成汁。起油锅，鸡肉片滑散滑透，捞出。葱、姜入油锅煸炒，入鸡片、料酒再稍炒，把汁倒入锅内翻炒，再入菊花瓣稍炒即可。**

妻子看了一眼我给自己开的方剂，忍不住笑出了声："菊花茶我倒是经常喝，可是用它来炒鸡片，显得太极品吧？"我笑着在她脑袋上弹了一下。

菊花气香质轻，味苦、性寒，发散肺经风热，清泄肝经之火而明目。配鸡肉，使菜肴具有清香味鲜，并有益气补肝明目之功。对心烦不安、头晕失眠、神疲乏力、视力模糊有很好的疗效。

小贴士

菊花泡的茶最好不要长期饮用。

有龙凤汤，关节酸痛不用怕

原本爸爸妈妈说是要来我这里玩两天，我东西都准备好了，就等着他们两位老人一到，就煎炒烹炸，好好给他俩做点好吃的。可没想到，我这边摩拳擦掌地忙活着呢，那边一个电话就浇熄了我热情的火苗。爸爸给我打电话说来不了了，我妈妈关节酸疼的老毛病又犯了，说是坐着躺着都不舒服，没办法来做客了。

我妈这关节酸痛的毛病真的不是一天两天了。当初为了供我上大学，各种操劳，估计就是那个时候落下的病根。听我妈说，只要一犯病，她就觉得浑身无力，腰膝酸软，尤其各个关节好像肿了似的，还发热，非常不舒服。对于这种多年的顽疾，除了我，还真就不相信别的中医。

在中医理论中，像我妈这种病症，属于经络感受风寒所致，但是湿热也可以引起四肢屈伸不易、关节肿大或灼热，如果不分辨清楚，那该如何用药呢？后来，我直接打电话给我妈妈，详细询问病情，最终，找出了症结所在。我妈妈这种关节酸痛，虽然得的年头有些长，好在并不严重，只要在理气活血、祛风通络上下功夫，会很快就看到治疗效果。于是，我推介了这样一道方剂。

龙凤汤

症状：关节酸痛

材料： 蛇肉150g，鸡脯肉100g，冬笋100g，火腿20g，鸡汤1000g，姜、麻油、料酒、味精、盐、胡椒粉各适量

做法： 蛇肉洗净，斩成段，放入锅中，倒入部分鸡汤，加入姜片，上火煮熟后捞出，撕成细丝。鸡脯肉、冬笋、火腿洗净，分别切成细丝。锅置火上，倒入剩余鸡汤，煮开后放入蛇肉丝、鸡丝、冬笋丝，加入料酒、精盐、味精拌匀，撒入火腿丝，煮熟后淋入香油，加少量胡椒粉即可。蛇似龙，鸡似凤，故名"龙凤汤"。

作为方剂来讲，如果条件允许，这道方剂每周吃两次为宜，而且以晚餐时食用最佳。不过，让我妈妈比较疑惑的是，这蛇肉可是我们北方人比较少触碰的食物，它能起到治疗多年关节酸疼的毛病？

蛇肉含人体必需的多种氨基酸，其中有增强脑细胞活力的谷氨酸，还有能够解除人体疲劳的天门冬氨酸等营养成分，具有强壮神经、防治血管硬化的作用，同时有滋肤养颜、调节人体新陈代谢的功能。冬笋能滋阴凉血、清

热化痰，并具有消油腻、解酒毒的功效。此款龙凤汤可以理气活血、祛风通络，应用于风湿性关节炎、类风湿关节炎及老年性筋骨虚弱所致关节酸痛、腰背酸痛。

> **小贴士**
>
> 　　蛇肉忌与猪肉、牛肉、辣椒一起食用，因为会影响生殖能力。蛇肉不宜与土豆、洋葱、青葱、橘子同时食用。

慢性肝炎不可怕，枸杞麦冬蛋粒来防治 ◇◇◇◇◇◇◇◇◇◇◇◇

　　我每天中午都会小憩一会儿，可今天却怎么都睡不着，总听见嘤嘤的抽泣声，时断时续。我起身转了一圈，发现职工小于趴在桌子上哭。我是个热心肠，小于又家在外地，我想是不是这个女孩子遇到了什么难处啊？

　　小于见是我，也没瞒着，她哆嗦着嘴唇说："李哥，我男朋友被检查出了慢性肝炎，我该怎么办啊？"说完，小于又开始哭个不停。小于和她男朋友已经到了谈婚论嫁的地步，她男朋友最近总是说自己胃口差，看见油腻的就恶心反胃，而且总是感觉腹胀、乏力，小于陪男朋友去了医院，没想到诊断出了这种病症。小于不想分手，可她觉得肝炎是传染性疾病，自己以后怎么办啊？

　　说实话，大部分人对这种病都比较反感，虽说我国患有肝炎的人数众多，可毕竟这是一种传染性疾病啊！尤其小于，将来会不会被传染上都是未知。我见小于哭哭啼啼个没完，忍不住说："肝炎怎么啦？中医认为慢性肝炎是指由各种病因导致肝脏发生慢性的病变所致。慢性肝炎主要是由于饮食不当或饮食不控制而损伤了脾胃，困脾伤肝，造成肝胆不和，从而加剧了对正气的损伤，而正气不足，又容易感染病毒，便导致了肝炎的发生。由于慢性肝炎的病程较长，在治疗上应祛邪扶正并进，以祛邪为主，扶正为辅。"

　　小于渐渐停止了哭泣，我接着分析说："听你所讲，你男朋友已经是慢性肝炎，除了药物调理外，饮食也是十分重要的。慢性肝炎患者的饮食，主要以护肝为主，避免食用动肝火的食物，尤其慎用补品。更要忌烟酒、忌油腻、忌燥热、忌暴饮暴食、忌滥用药物。慢性肝炎患者应多食用高蛋白、高维生素、高碳水化合物以及有利湿作用的食物。"

其实肝炎没有那么可怕，小于只要按时注射疫苗，就算将来要孩子，只要和医生交代清楚，都不会被传染到的。而且，还有一道方剂，可以很好地防治慢性肝炎。

枸杞麦冬蛋粒

症状：慢性肝炎

材料：鸡蛋5个，枸杞子30g，麦冬10g，瘦猪肉30g，料酒、盐、味精各适量

做法：枸杞子洗净，入沸水略余。麦冬洗净，入沸水中煮熟，切碎末。瘦猪肉洗净，切小粒。鸡蛋打入碗内，加盐拌匀，隔水蒸熟，冷却呈粒状。起油锅，入猪肉，加料酒，炒熟。蛋丁、枸杞子、麦冬及碎末猪肉粒入锅内，加盐、味精稍炒即可。

肝炎患者其实在饮食过程中是需要多多注意与节制的，小于也曾经质疑，这道方剂里的这些配料，会不会在补肝的同时，引起其他虚证啊？我给她解释了一番，她才解除了这个顾虑。

枸杞、麦冬、蛋粒有养阴保肝的功效，特别是针对肝肾阴虚及慢性肝炎、早期肝硬化具有很好的治疗作用。鸡蛋有滋阴养血功效，配滋补肝肾的枸杞子和养阴生津的麦冬，使本药膳有较好的养阴保肝的效果。所以，这道方剂是肝肾阴虚和慢性肝炎病人的最佳食品。

┌─ 小贴士 ─────────────

脾胃虚寒者禁止服食麦冬。

爱眼护眼，请喝葱白猪肝鸡蛋汤 ◇◇◇◇◇◇◇◇◇◇◇◇◇◇◇◇◇◇◇

又到了全国爱眼日，大家都展开了轰轰烈烈的爱眼运动，豆豆更是身先士卒，在家里推广起了眼保健操，没事就喊妻子和我跟着她做。我不禁笑她是"现上花轿，现扎耳朵眼"。

豆豆得意地回答："那不是也能起点作用吗？"

我笑着表示："你明明只知'用眼'，却不知'护眼'，通宵达旦地用电脑学习、看电视、上网、打游戏……不知道爱惜眼睛，你以为身体上的器官用一天的时间突击保养一下就会好哇？那纯属做梦。"

中医认为，近视属于"能近祛远症"的范畴，致病原因是心阳衰弱，神光不得发越于远处；或肝肾两虚、精血不足，以致神光衰微，不能远望。

所以，想要眼睛视力好，保护好眼睛，还需要从调养身心做起。

中医认为身体任何脏腑功能异常都可能引发眼睛的病变。若熬夜或长时间用眼，会造成肝血不足，导致眼睛疲劳、视力变差；而肾气不足易造成老花或退化性眼疾；就连脾胃这两个离眼睛很远的器官，也会因为功能吸收差影响营养素摄取，造成眼睛不适的症状。

所以，爱护眼睛要多方考虑，如果是脾胃的关系，可多补充叶黄素保健。一些容易长针眼的人，首先就要考虑是不是脾胃湿热体质，因眼皮皮脂腺代谢差导致的。

眼睛虽小，却是牵一发而动全身的重要器官，所以，突击护眼，效果不大。要从养成护眼的习惯入手，做眼保健操的同时，不妨配合食疗。也许简单的一道汤，就是护眼的法宝，当然前提是一定要持之以恒。

葱
白
猪
肝
鸡
蛋
汤

功效：护眼

材料：鸡蛋2个，猪肝250g，葱白6根，料酒、盐、味精各适量

做法：猪肝洗净切片，葱白洗净切段。起油锅，葱白炒香，加猪肝稍炒，再加料酒、水适量煮沸，把鸡蛋打匀倒入，稍沸加盐、味精即可。

其实在大部分家庭的晚餐桌上都会有一道汤，如果用这道葱白猪肝鸡蛋汤代替的话，不但美味营养，还能养护全家人的眼睛。经常做饭的人一般对菠菜猪肝汤比较熟悉，殊不知，葱白猪肝更能收到明目护眼的效果。

猪肝有补血、养肝、明目的功效，尤其对夜盲症、视力减退有着非同凡响的功效。用猪肝治夜盲症、视力减退，古书早有记载，如"肝藏血"、"肝开窍于目"。猪肝能补益肝脏，故凡有夜盲症、疳眼及眼目昏花症状的病人常服有一定疗效。

┌─小贴士─────────────────

葱白不可用来拌豆腐，葱白含有草酸，与豆腐同食会产生草酸钙，这种草酸钙一旦形成会阻止人体对钙的吸收。所以，葱白最好不要和含钙高的食物同食。

葱白不能炖狗肉和公鸡肉，这两样炖在一起，很容易引起上火，如果本身就是上火的体质，再吃这些很容易火上浇油，导致火气旺盛。

生冷食物的克星，丁香鸭暖胃又补肾 ◇◇◇◇◇◇◇◇◇◇◇◇◇◇◇

其实我挺羡慕办公室里那些比我年轻的人，就像小潘，不论什么季节，人家小姑娘想吃什么就吃什么，这边刚吃完饭，那边就举着冰激凌大口吞

咽。我有时候叮嘱她注意点肠胃，可是，人家第二天来上班还是生龙活虎的，什么都不耽误。这真的是个人体质不同，像我这种总是需要吃方剂的人，真的是羡慕嫉妒恨啊！

这天，主任请大家下班吃水煮鱼。小潘是真心能吃辣，吃完了再喝凉啤酒，还伸着舌头说好爽，我看得胃都不舒服。第二天，我就接到了小潘的电话，她气若游丝地说："我今天去不了了，在医院打点滴呢，我的活儿就拜托你了。"一问，原来是昨晚吃坏了肚子，现在腹泻胃痛，在医院呢。

可没想到，从此小潘就和腹泻胃痛结缘了，总听她叨咕抽屉里备了不少治胃痛腹泻的药品。我觉得，小潘很有可能是当初吃了过多生冷食物导致的，而不是像她说的吃坏了肚子。

中医说，人的身体是需要处在平衡状态下的，而小潘过多食用生冷食物，使得正气出现亏损。而人的身体一旦正气亏损，则受之不起，于是为寒湿困阻中焦，这就导致胃气失和，胃气上逆则呕心欲吐。脾主运化，现下为寒湿所伤，所以，小潘会不思饮食，厌生冷油腻。而她的中焦被寒湿所困，脾胃阳气耗损，大肠传导失灵，运化腐熟之力不足，清谷不分，这才导致泻泄。

听我说了一通，小潘说："我也听不大明白，你就直接说我该怎么做吧。"直言不讳地讲，这种就是食用生冷食物过多导致腹泻胃痛的症状，需要进食暖胃补肾的食物来调和。于是，我给她推介了一道方剂。

丁香鸭

功效：暖胃、补肾

材料：鸭1只，丁香5g，肉桂5g，白豆蔻5g，料酒、盐、葱、姜、味精各适量

做法：将鸭去毛去内脏，洗净，放锅内；丁香、桂皮、白豆蔻用清水煎熬2次，每次约20分钟，收药汁约6碗。再把药汁倒入鸭锅内，加葱姜、料酒煮沸，改用文火煮熟。用花椒、茴香、红糖、酱油、葱、姜、盐等熬汁，将熟鸭放汁中稍煮，并用汁不断浇淋鸭身，至皮呈红时即可。

丁香鸭在患病初期可以每周食用两次，毕竟鸭肉脂肪含量偏高，一旦肌体恢复正常，就用它当作正常家庭菜即可起到强身健体之功效。当初我告诉小潘这道方剂的时候，她还睁大眼睛问我说是不是在故意逗她，她这种病情难道不是要远离油腻吗？我随即又给她普及了一下中医知识。

鸭肉有养胃滋阴、利水消肿的功效，但配伍不同还有不同的作用。鸭配丁香、桂皮，有温脾和胃、祛风散寒功效，使本药膳具有温中暖胃、补肾助阳功效，成为肾虚、脾胃虚寒的食疗方。它可以防治因脾胃虚寒引起的腹痛腹泻、阳虚。

┌─ 小贴士 ─────────────────────────

鸭肉为多脂肪食物，不宜多吃，尤其是血脂高以及已经患有动脉硬化的患者更应该减少食用。
└────────────────────────────────

气短乏力多为脾虚，多吃鲫鱼羹有惊喜

下了班我匆匆去菜市场买菜，遇到了邻居王婶，王婶在菜摊前流连，一副不知道吃什么好的架势，我跟她打招呼她竟然还吓了一跳。我问："王婶，您这是怎么啦？"王婶一直是个风风火火的人，很少见她举棋不定的样子。王婶说："多亏看见你了，要不我还得晚上去你家呢，你王叔不知道是怎么了，整天嚷嚷肚子胀，说是吃完了饭更是胀得厉害，还说自己气短，人也看着没劲，可是偏偏他还不瘦，胖得也不正常，整个人跟浮肿了似的，我担心他是不是肾出了问题啊？"

我急忙安慰王嫂："放心吧，听您说的这些，我王叔不像是肾病，倒像是脾虚。"

中医说的脾虚，指的是脾气虚弱的病理现象，多由饮食失调、劳逸失度或久病体虚所引起。脾虚包括脾气虚、脾阳虚、中气下陷、脾不统血等证型。其实脾虚绝大多数都是因为饮食不规律、不能合理地安排作息和运动、

经常生病所引起。

在我们的身体中，脾有运化食物中的营养物质、输布水液以及统摄血液等作用，脾虚则运化失常，通常就会造成王叔的那些症状。

王婶焦急地问我："那我应该给你王叔买点什么药呢？"我和王婶正好站在一个鱼档前，我拎起一条鲫鱼说："今天晚上啊，你就回去给我王叔做这个。"

鲫鱼羹

症状：气短乏力

材料：鲫鱼600g，缩砂仁10g，陈皮10g，大蒜2头，胡椒10g，葱、食盐、酱油、泡辣椒、菜油各适量

做法：

1、鲫鱼去鳞、鳃和内脏，洗净。把陈皮、缩砂仁、大蒜、胡椒、泡辣椒、葱一起放入鱼腹中。

2、在锅内放入菜油烧开，将鲫鱼放入锅内煎至微黄后，再加入适量的清水，调小火慢煮30分钟后，撒入食盐调味即可。

这道方剂不必故意经常食用，作为一道菜，鲫鱼原本就很美味，只要适当地在家中吃鱼之际，多多选用鲫鱼并加入上述方剂中的配料，即可做到美味与养生兼顾。王婶后来跟我说："我做了一辈子的菜，都不晓得原来鲫鱼这么做，就可以治好你王叔的病。"

鲫鱼所含的蛋白质丰富，易于消化吸收，是患有肝肾疾病的人补充蛋白质的首选，常食可增强机体抗病能力，肝炎、高血压、心脏病等疾病患者可经常食用。鲫鱼有健脾利湿、和中开胃、活血通络、温中下气之功效，对脾胃虚弱、水肿、溃疡、气管炎、哮喘、糖尿病有很好的滋补效果。鲫鱼尤其适合做汤，鲫鱼羹不但味香汤鲜，而且具有较强的滋补作用，非常适合中老年人和病后虚弱者食用。

┌─ 小贴士 ─────────────────────────────┐

感冒发热期间不宜多吃鲫鱼。

└──────────────────────────────────┘

多食萝卜鲫鱼汤，肺结核患者早康复 ◇◇◇◇◇◇◇◇◇◇◇◇◇◇◇◇◇

最近各个诊室都患者爆满，大家简直就是玩命了，人人都跟打了鸡血似的，尤其是小丁他们，简直就是不眠不休。我每次都跟他说，不能这么熬夜通宵地工作，身体吃不消的，小丁总是笑着跟我说："没事的哥，等忙完了这段，我就好好休息一阵子。"

没过几天，我就发现小丁有轻微咳嗽，还脸色微红，好像有点发热。我一再嘱咐他去检查看看，可他总是说小感冒，过几天就好了。结果，我们等来了小丁肺结核住院的消息。

中医一般没有肺结核这一说，对于以咳嗽、咯血、潮热、盗汗、身体消瘦为主要特征的传染性、慢性、消耗性疾患，中医一般称作肺痨。

肺痨病因很多样化，大抵分内外两方面。内因指的是原本就体质虚弱的人，或因为酒色劳倦或者睡眠不稳定，耗伤气血津液，导致气血虚弱，阴精耗损。而外因是指感受病者之气，痨虫乘虚而入，发为肺痨。在整个疾病演变过程中表现为气阴亏耗、阴虚火旺、阴阳两虚等正虚证候。

在治疗上不仅应强调补虚培元、扶正杀虫的整体疗法，还应注重疗养。肺痨病预后与治疗的早迟有关。

当然，除了正常的医学手段以外，应保持乐观情绪，做到生活有常，饮食有节，重营养、忌辛辣，并慎起居、避风寒、戒烟酒、远房事，劳逸适度。要注意锻炼身体，增强身体抗病力。而且，如果在饮食上添加方剂，更会产生事半功倍的效果。

萝卜鲫鱼汤

症状：肺结核

材料：鲫鱼1条（250g左右），萝卜200g，料酒、葱、姜、盐、味精各适量

做法：鲫鱼去鳞去内脏，洗净。萝卜洗净，切小块。起油锅放鱼煎透。加料酒、清水、葱、姜、盐及萝卜与鱼同煮，加味精少许，煮熟即可。

小丁的妈妈使用了这道方剂后，确实加速了小丁的痊愈。小丁妈妈好几次感叹着说："这中医方剂确实神奇，我哪里能想得到，这小小的鲫鱼竟然有这么好的功效！"

鲫鱼有健脾益胃、化痰止咳的功效。肺结核所引起的虚热咳嗽、痰中带血等症，吃鲫鱼最为对症。萝卜有消食、醒酒、顺气除胀、化痰止咳、解表、散淤、利尿、生津、止咳等作用。古人有诗句赞美萝卜："熟食甘似芋，生荐脆如梨。老病消凝滞，奇功值品题。"以鲫鱼之补脾胃、培土生金，配以化痰止咳之萝卜，且有较好的行水作用。故本药膳对肺结核患者有食疗之效。

小贴士

萝卜不能和水果同吃。萝卜等十字花科蔬菜进入身体后，经过体内代谢很快就会产生一种抗甲状腺的物质——硫氰酸，它能抑制甲状腺的工作。该物质产生的多少与摄入量成正比，如果同时摄入含大量植物色素的水果，如橘子、梨、苹果、葡萄等，这些水果会在肠道被细菌分解，从而诱发甲状腺肿大。

哮喘胸闷，试试蒜醋鲤鱼 ◇◇◇◇◇◇◇◇◇◇◇◇◇◇◇◇◇◇◇◇◇◇◇◇

换季了，打算给妻子和豆豆买几身衣服。我一般出行都比较喜欢坐地铁，方便舒适还快捷，可谁知道，就在这地铁上，我却用自己的中医知识，救了一个人。

从我上了地铁大概开了三站地，突然前面发出喧哗声，有人高喊："谁是医生啊，这个人这是怎么啦？快来人啊。"我急忙挤过去，看到一个男人手捂着胸口，大口喘气，而且嘴唇发紫。他的这种症状明显是哮喘胸闷的状态啊，刚好地铁到站，我指挥着大家将他抬出车外，找到一处空气流通的地方。过了好久，那个人才慢慢地缓过来，当时真的把我急坏了，我还是第一次在医院以外的地方看见有人犯这么严重的哮喘病。

回到家里我依旧惊魂未定，我拉着妻子的手说："哮喘突然发病的时候真是吓死个人啊。"

发生哮喘的原因是多方面的，有的是遗传因素，有的是环境因素。一旦检查得了这种病，那就要根据医嘱，合理用药，积极治疗，这样会大大减少症状的发作，如此对生活和工作基本上是没有影响的。

中医治疗哮喘胸闷，大多是运用针刺汤药等综合方法。不过，对于这种慢性病，还是主张药膳调理比较稳妥。原本中医就提倡药补不如食补，尤其针对于一些慢性病，一些食疗方剂确实可以根治，而且不留后患。

蒜醋鲤鱼

症状：**哮喘胸闷**

材料：**鲤鱼1条（500g左右），姜、蒜、醋、精盐、味精、料酒各适量**

做法：**鲤鱼去鳞去鳃及内脏，洗净切块。先用素油煎黄，烹酱油及料酒少许，然后加水烧至熟烂，收汁装盘。最后将姜、蒜碎末和醋少许，稍煸炒，浇在鱼块上。**

以后每到流感高发季节，为了避免家人因为上呼吸道感染而患上哮喘，我都会烹制这道方剂给家人食用。别看鲤鱼哪里都有，可是对于它的妙用，知道的人估计就不是那么多了。

本药膳出于《食医心镜》。鲤鱼加醋、蒜、姜，治上气咳嗽、胸膈痞满哮喘之症，有利床消肿、补虚下气的功效，可治愈体虚久咳、气喘、胸闷不舒。而其中的大蒜更是起到了画龙点睛的作用。明代李时珍的《本草纲目》称：大蒜"其气熏烈，能通五脏，达诸窍，去寒湿，辟邪恶，消痈肿，化症积肉食此其功也"。

小贴士

古人认为多食蒜会耗散人的气，同时也耗散人的血，《本草从新》记载："大蒜辛热有毒，生痰动火，散气耗血，虚弱有热的人切勿沾唇。"所以身体差、气血虚弱的人要注意。

长期、大量吃蒜，对眼睛是有害的。嵇康在《养生论》中说"荤辛害目"，蒜味最辛，而且它是走清窍的，通眼睛，容易造成眼睛的损伤。所以吃蒜要注意不要过多，尤其是有眼病的人，在治疗时必须忌掉辛辣食物。

黄芪鲈鱼汤，拯救你因过劳而虚弱的身体

张强和他老婆好像又有几个月没来家里吃饭了，我问妻子，这俩人又折腾什么幺蛾子呢？妻子笑着说："人家总来吧，你又抱怨；不来吧，你又惦记。你说说，你这是什么心理呢？"什么心理？这是人的正常心理好不好。

之后听说张强最近遇到了急活儿，得有半年没休息了，累得有一次回家钥匙插进门锁都忘了拔出来。这把他老婆心疼的，每天在家猛练厨艺，说是给他补身体。

哎呀，我有点担心，张强这么拼命，身体消耗得厉害，这不就是中医里所说的过劳吗？如果长期这样下去，他可怎么吃得消呢？

我经常翻看的《黄帝内经》中，对疲劳就有较充分的论述。后世医家在此基础上不断补充、丰富，使中医疲劳理论不断完善。书中说，无论是内因还是外因均可导致疲劳，但仍旧以过度劳累为主要病因。疲劳危害极大，涉及五脏六腑，主要为脾、肝、肾，首当推脾。疲劳属于中医学中的"虚劳"范畴。

中医学很早以前就非常重视人身体的疲劳现象，根据不同情况有着不同的称谓，如疲乏、无力、倦怠、脱力、五劳、七绝等。对于不同的人和不同情况，疲劳会表现在不同的部位上，除全身乏力外，有的人还会出现四肢怠惰、腰腿酸软、精神不振、视力疲劳、反应迟钝等症状。疲劳既然可以出现在每个人的身上，所以，一定不要让身体处于长久的疲劳中，否则疲劳可能蕴藏着某种重大疾患。

不行，我急忙给张强打电话，必须要把我知道的一个方剂告诉他，否则等出事了，那就悔之晚矣。

黄芪鲈鱼汤

症状：身体虚弱

材料：鲈鱼250g，黄芪30g，葱、姜、盐、料酒、味精各适量

做法：鲈鱼去鳞及内脏，洗净；黄芪洗净。鲈鱼、黄芪放砂锅内，加清水、葱、姜、盐、料酒，用猛火煮沸，再用文火烧熟，加味精调味即可。

现代人的生活节奏快，生活压力大，难免为了生活而拼尽全力，如果能在食物中获取到能保护我们身心的养分，大多数的家庭都会做清蒸鲈鱼这道菜。但很少有人知道，只需在菜中加入少量黄芪，立即就会有养护身体的神奇功效。

鲈鱼煮汤味鲜美，且有一定的强身保健作用。据中医古方上记载：鲈鱼补五脏，益筋骨和肠胃，治水气。《本草衍义》也有记载："鲈鱼益肝肾。"而黄芪是一味补气的名贵中药，故本药膳能补五脏、益气血，对体质虚弱或病后调理非常适宜。

┌─小贴士─────────────────────
│
│　　鲈鱼不可与奶酪同食。
│
└────────────────────────────

常食姜鲫鱼羹，远离腹痛困扰 ◇◇◇◇◇◇◇◇◇◇◇◇◇◇◇◇◇◇◇◇◇

　　妻子闺蜜自从结婚后，难得约她上街。这次好不容易一起逛街，可一路上只见她愁眉苦脸，手捂肚子。妻子打趣她："你干吗，一路上总摆着个西子捧心的造型，搏回头率啊？"闺蜜作势要打她："别瞎说，这些天就一直腹痛，吃点东西就能好点。你摸我手，是不是冰凉冰凉的？要不是事先约了你，我肯定不出来。"

　　妻子问闺蜜怎么没去看医生，闺蜜说："我觉得我这没什么，不用看。"

　　妻子回头看了看我，我说："你这病我看都不用看就能诊断个八九不离十，肯定是脾胃虚寒造成的腹痛困扰。"

　　脾胃虚寒的成因大多是脾虚。中医理论上，脾胃虚寒会导致中阳不振，脏腑失于温养，脉络立即陷入凝滞，故此才会腹痛绵绵，时作时止。如果此时吃些温热的东西，就会减轻疼痛。而脾虚会让身体所需营养得不到及时运送，后果是清气不升、气血不荣，所以面色苍白、神疲肢倦、手足欠温、饮食减少、食后腹胀、大便稀溏；舌苔淡白、脉沉缓，指纹淡红均为脾胃虚寒之象。也正是因为有了这些症状，所以才导致腹痛不止。

　　针对这种脾虚的情况，我开了药方交给她。当我把这方剂告诉妻子闺蜜的时候，她还不以为意，嘻嘻哈哈地说是给我面子才吃的，说是她不太相信中医。

姜鲫鱼羹

> 症状：腹痛
>
> 材料：鲫鱼1条，生姜10g，陈皮10g，胡椒1g，料酒、葱、盐、味精各适量
>
> 做法：先把鲫鱼去鳞去鳃及内脏，洗净；生姜洗净切片。再把姜片、陈皮、胡椒用纱布包，放鱼腹内，加水适量，放入盐、料酒，然后用文火煨熟。

妻子闺蜜吃了一段时间以后，羞答答地对妻子讲，她的腹痛确实好转了，没想到这中药方剂这么神奇。实际上我所提供的方剂，大多可以作为家常菜上桌的，只要我们搭配好其中的配料，就能起到化腐朽为神奇的功效。

生姜性温、味辛，有发汗解表、温中止呕、解毒的功效，为止呕良药。陈皮能健脾理气、和中消滞，常用于脾胃气滞、恶心呕吐、消化不良等。胡椒有温中下气、和胃止呕作用。以上三味配鲫鱼烹调，使本药膳有较好的温中散寒功效，故而可以治疗胃寒呕吐或腹痛、食欲不振、消化不良、虚弱乏力。

---小贴士---

鲫鱼不可与奶酪同食。

肝炎患者的福音，泥鳅炖豆腐 ◇◇◇◇◇◇◇◇◇◇◇◇◇◇◇◇◇◇◇◇

上次我不是推荐了小于和她的男朋友吃那道预防肝炎的方剂吗？其实我做这些事原本也没想得到什么回报，可偏偏小于带着她男朋友拎着水果登门答谢来了。小于的男朋友十分客气，知道家中有小孩，所以没进来，就站在外面等。这下还把我感动了，现在的年轻人，这么懂事知礼的很少见。

我和小于的男朋友相谈甚欢，就肝炎的问题，小于的男朋友有很多想法想要请教我。我遇到这么虚心求教的学生，自然也是知无不言，言无不尽了。

中医上说，慢性肝炎的病因其实在于气，继而才会殃及到血，因此中医提到慢性肝炎，常涉及到气血及与血气有关的脏腑和经络。

慢性肝炎在中医的角度看，属于湿热之症，这个病早期就是湿热内侵，由于一开始出现没有什么症状，所以一般都会延误病情而导致余邪未尽，但也有病久伤脾，湿久化热而出现肝病的案例。此外，慢性肝炎和气滞血淤也有莫大的关系，人的心情不够舒畅、气机的协调、脾机的运化、血液的生发失调，导致肝脏受损。肝有体阴用阳的特殊性，故有可寒、可热、可虚、可实的病理现象。

而且病久必郁，病久必淤。所以气滞血淤是慢性肝炎常见的病因病机。还有就是千万要注意脾虚：病久必虚，所以脾虚为慢性肝炎的主要病因。脾虚多由于肝郁所致，亦可因湿邪困脾日久而使之运化失调，抑或久用苦寒之药伤脾等原因所致。

小于和她男朋友听得是频频点头，随后就问我，上次我推荐的方剂他们小夫妻一直在吃，可是，总吃一道感觉有些乏味，可不可以再介绍一些和肝炎有点关系的方剂给她。

泥鳅炖豆腐

症状：**肝炎**
材料：**泥鳅250g，豆腐250g，葱、姜、盐、料酒、味精各适量**
做法：**泥鳅去腮去内脏，洗净，放锅内，加盐、料酒、葱、姜、水适量，清炖至五分熟时，加豆腐炖至熟烂，加味精，淋麻油少许即可。**

小于如获至宝地将方剂运用到她和爱人的饮食当中去。用她的话说，家里每天换着花样吃这些养肝、护肝的方剂，现在，看面色，谁都不知道她老公是个肝脏有问题的人。她说，真没想到从小吃到大的泥鳅鱼，竟然还会有如此强大的功效。

泥鳅补中气，祛湿邪。本药膳能清利湿热，补而能清，诸病不忌。

泥鳅还有清利湿热的效用。泥鳅炖豆腐最适宜胆囊炎、胆石症、肝炎的患者服食，有奇效。泥鳅粉对促使黄疸消退及转氨酶下降比较明显，尤以急性肝炎更为显著，对肝功能及其他项目的恢复也有显著疗效。

小贴士

泥鳅有补中益气、祛除湿邪、解酒等作用，但不宜与狗肉同食，否则易导致阴虚火盛。

泥鳅不宜与茼蒿一同食用，若二者一同食用会降低营养价值，且影响消化吸收，对健康不利。

长期低热不退，二母元鱼滋阴退虚热

我们家最近简直是宾客盈门，这边刚刚把小于和她男朋友送走，那边张强和老婆拎着水果又来了。我小声嘟哝，这一天天的，家里是关不上门了。妻子回敬我说："还不是你，每天做神医，到处推销你淘弄的方剂。"可是，我确实也治好了很多人啊！

张强两口子来还真是有事。张强之前患了早泄之症，吃了我的方剂，这个病倒是好了，没再犯。可是，新的问题又出现了。

原来，张强低热有一阵子了，去看西医也没什么大问题，这才跑到我家来，想问问有没有什么治疗的方法。

望、闻、问、切以后，我给出的答案是，张强可能患有肾阴虚。

男人肾阴亏虚，会导致阴虚火旺，上灼肺阴，使肺失清润，形成肺肾阴虚，出现干咳、喑哑、潮热盗汗、两颧发赤、腰膝酸软、男子遗精之症。

而肾气亏虚，肺失摄纳：肾的精气不足，摄纳无权，气浮于上，或肺气虚损，久病伤及肾气，导致下气虚衰，气失摄纳，呼吸之气不能归根，均可出现咳嗽喘促，呼多吸少，动则尤甚，腰酸膝软或汗出肢冷等肾不纳气之候。

此外，肺、肾两脏都参与水液代谢。肾阳虚衰，气化失司，关门不利，则可导致水湿停聚，则水泛为肿，不能行水，不仅水肿加剧，而且还表现出气短咳嗽、喘不得卧等水寒射肺之象。

二母元鱼

症状：低热不退

材料：元鱼1只，贝母5g，知母5g，前胡5g，杏仁5g，料酒、盐、味精各适量

做法：元鱼去头去内脏，洗净，切块。贝母、知母、前胡、柴胡、杏仁洗净，用纱布包住。元鱼块、中药包放碗内，加清水适量，用料酒、盐、味精调味，隔水蒸1小时，去药包即可食用。

我给出的食用方法是每周一次，吃了大约两个月以后，张强面带喜色地又来找我复诊，效果确实不错。不过，我也强调了，调养绝非一朝一夕之功，一定要坚持。

元鱼又名甲鱼，是一味滋补名菜，其味鲜美，且有较好的保健作用。元鱼性平、味甘，有滋阴清热凉血的功效。《随息居饮食谱》记载：元鱼有滋肝肾之阴、清虚劳之热的功效。本药膳以元鱼为主，又配贝母、知母、前胡、杏仁等滋阴降火、清热化痰止咳的中药，加强了滋阴清热的功效，故适宜于阴虚低热、咳嗽者。

小贴士

甲鱼不宜与桃子、苋菜、鸡蛋、猪肉、兔肉、薄荷、芹菜、鸭蛋、鸭肉、芥末、鸡肉、黄鳝、蟹一同食用。

术后化疗不用愁，扶正膏帮你解忧愁 ◇◇◇◇◇◇◇◇◇◇◇◇

一天，妻子回家时眼睛红红的，一看就是刚哭过。我急忙询问发生了什么事，妻子却开始呜咽着哭了起来，断断续续地说："是赵姨，得了胃癌，刚做完手术，化疗呢，瘦得皮包骨头，头发也掉了，脸更是没血色，连嘴唇都白了，我看着心里不是滋味。"赵姨是看着她从小到大的长辈，关系一直特别好，难怪妻子会有这么大的反应。

妻子情绪稳定后，我们开始分析胃癌的形成原因："不良的饮食生活习惯是导致胃癌最常见的原因，长期食用霉变粮食、腌制咸菜、霉制熏烤的食物，过多摄入食盐，均为胃癌的发生埋下了很大的隐患。因为发霉的食物中含有较多的真菌霉素，腌制的食物中含有大量的亚硝酸盐，熏烤的食物中含有很多的苯并芘，这些物质都有导致胃癌发生的作用。像赵姨，总上夜班，早上不吃饭，半夜累的时候再吃一顿，口味还重，就喜欢吃咸的东西，胃能好吗？咱们年轻人更得注意，一定要养成良好的饮食生活习惯，少吃腌制熏烤的食物，多吃新鲜的蔬菜、水果、豆类食品。"

我安慰妻子："别担心了，手术后不就没事了吗？化疗遭罪，我就把我的中医技术拿出来，给她调理一下。"

扶正膏

功效：术后化疗滋补

材料：党参150g，白术150g，茯苓150g，甘草50g，黄芪200g，薏米200g，红枣200g，百合150g，黑木耳100g，阿胶100g，鳖甲胶100g

做法：

1.把党参、白术、茯苓、甘草、黄芪放入锅中，再用适量的清水煎煮，去渣留汤。

> 2.把薏米、红枣、百合、黑木耳洗净放入锅中，加适量清水熬烂，和做法1中的汤混合后，再放入阿胶、鳖甲胶熬制成胶状。化疗期间，每天一小勺，不限次数。

妻子一边在厨房帮我的忙，一边请教扶正膏的作用，我说："此膏能祛邪扶正，增强免疫力，对化疗引起的白细胞下降能起提高作用。"

一个月后，我和妻子去看望赵姨。赵姨戴着帽子，脸色看着还不错，赵姨说："多亏了你，几天就给我送一次扶正膏，我没感冒，检查说白细胞也提高了一些。看起来，我的老命是保住了。"

党参味甘、性平，有补中益气、止渴、健脾益肺、养血生津的功效。白术味苦、甘，性温，归脾、胃经，对脾虚食少、腹胀泄泻、痰饮眩悸疗效显著。茯苓性平，味淡、甘，归心、脾、肾经，具有利水渗湿、补中健脾、宁心安神的功效。甘草用于心气虚、心悸怔忡、脉结代以及脾胃气虚、倦怠乏力等。黄芪味甘、性微温，归肺、脾、肝、肾经，有增强机体免疫功能、保肝、利尿、抗衰老、抗应激、降压和较广泛的抗菌作用。薏米性凉，味甘、淡，入脾、肺、肾经，具有利水、健脾、除痹、清热排脓的功效。大枣性温、味甘，最突出的特点是维生素含量非常高，有"天然维生素丸"的美誉，具有滋阴补阳之功效。百合味甘、微苦，性微寒，入心、肺经，可以润肺止咳、清心安神。木耳味甘、性平，能益气强身，有活血效能，并可防治缺铁性贫血，可养血驻颜，令人肌肤红润、容光焕发，能够疏通肠胃、润滑肠道，同时对高血压患者也有一定帮助。阿胶能补血滋阴、润燥、止血。鳖甲胶可补虚滋阴。

┌─ 小贴士 ─────────────────────────

阴虚阳亢者，均须禁服。也可以将此膏贴于患疾部位，轻轻用指腹按摩，能起到缓解疼痛的作用。孕妇忌服。

参园炖鲫鱼，给您补充蛋白质 ◇◇◇◇◇◇◇◇◇◇◇◇◇◇◇◇◇◇◇

朋友聚会，碰到当年的校花，她却美丽不再，而是无精打采、皮肤干涩，甚至头上添了不少白发，整个人也显得很自卑，坐在角落里沉默无语。可当她听说我从业中医急忙跑过来，说："能不能帮我看看呀？你看看我这头发，白一半了，你再看看我的脸，全是皱纹啊，而且天天感冒，我男人都嫌弃我，说我这感冒就像在兜里揣着似的，什么时候一掏兜或风一吹，它就冒出来了。可我去医院检查过好多次了，什么毛病都没有。"

我告诉她："你这皮肤，明显是缺少胶原蛋白引起的粗糙和干涩。蛋白质是人体必需的合成部分，它必须通过每天的饮食获取。如果蛋白质摄取不足的话，就会引起体力、抗病毒能力、抵抗力下降，还会精神紧张，皮肤松弛老化。你这症状，应该就是缺少蛋白造成的。"

她拉着我说："那你给我开点药呗！现在不是政策宽，让生二胎嘛？我还想再要个老二，两个孩子，以后也好互相关照啊！"

我告诉她："那你更得及时补充蛋白质了，不然会影响胎儿发育。"我从包里拿出纸笔，给校花写了方剂。

参园炖鲫鱼

功效： 补充蛋白质

材料： 鲫鱼250g，党参30g，桂圆肉15g，葱、姜、盐和料酒各适量

做法： 将处理好的鲫鱼两面切十字花刀，再用开水焯一下捞出。将党参煎20分钟以后取汁，与桂圆肉及葱、姜、盐和料酒一起放入鱼盘内，上锅蒸20分钟左右就可以食用了。

　　校花看着方剂，怀疑地说："这不是菜吗，怎么还能治病？"

　　我笑着解释："是药三分毒，尽量不吃药，食补才最安全啊！你别小看这三样东西，它们可比你吃的药更有药效哦。"

　　鲫鱼性平、味甘，入胃、肾经，具有和中补虚、除羸、温胃进食、补中生气之功效。党参味甘、性平，有补中益气、止渴、健脾益肺、养血生津的作用。桂圆肉性温、味甘，益心脾、补气血，具有良好的滋养补益作用，还可丰胸、安眠。桂圆含有丰富葡萄糖、蔗糖、蛋白质及多种维生素和微量元素，有良好的滋养补益作用。三者融入一体，可以强身补肾，补充身体蛋白质。

┌─ 小贴士 ─────────────────────────────────────┐

　　1. 肾脏是人体的主要排泄器官，是人体新陈代谢的主要通道，因此，饮食起居一定要注意对肾脏的保养。

　　2. 本食疗方剂具有补虚生津滋养的作用，病后体弱或脑力衰退者，适宜多食。

　　3. 鲫鱼具有具乳功效，产妇调补也宜多食。

　　4. 湿热停滞及内有痰火者忌食。

└──┘

冬季温补，就用宫廷罐蒸当归鸡

　　本来说好了周末带豆豆去淘气堡玩，可妻子早上来了月经，小腹疼痛难忍，别说出门了，连床都起不来，就跟豆豆解释不能去了。豆豆十分不满，嘟着嘴生气，也不搭理我，恰好妈妈来电话，豆豆开始告状，说妈妈不守信用，说好的事没做好，赖在床上不起来。妈妈担心妻子病了，我解释说："没大碍，就是来事了，肚子疼得厉害，浑身没劲直冒汗。"

　　妈妈在电话里开始数落我："你怎么不会在饮食上调理一下，照顾好她呢？天这么凉，你弄些滋补的食物吃，别说痛经了，就连感冒都不会有。你等着，我这就过去。"

最好的医生在厨房

半小时后，妈妈拎着一只鸡来了。我赶紧先给妻子沏了一杯红糖姜茶，然后就跑到厨房忙活，做一罐蒸当归鸡，祛寒补气又缓解痛经。

罐蒸当归鸡

功效：冬季温补

材料：鸡半只，当归15g，盐、料酒、冰糖各适量

做法：先将鸡洗净切块，用热水焯一下，沥干水分后，放入盘子里。再把当归洗净，加入盐、料酒、冰糖搅拌均匀，撒在鸡块上。然后取一瓦罐，加入适量的水后，将盘子放入罐子中，隔水蒸35分钟后，即可出锅食用。

妻子夸罐蒸当归鸡，味道鲜美无比。我告诉她说："你肯定是受了寒凉才会痛经，以后我多做几次罐蒸当归鸡给你调理一下。我们爷俩也跟着吃点，这可是冬季滋补的圣品。"

鸡肉味甘、性微温，能温中补脾、益气养血、补肾益精，用于虚损赢瘦、病后体弱乏力、脾胃、虚弱、食少反胃、腹泻、气血不足、头晕心悸，或产后乳汁缺乏、肾虚所致的小便频数、遗精、耳鸣耳聋、月经不调、脾虚水肿、疮疡久不愈合等。当归味甘、辛，性温，归肝、心、脾经，具有补血、活血、调经止痛、润燥滑肠的功效。二者同食，营养价值高而且口味不腻，是冬季温补的佳品。

---小贴士---

当归有活血的作用，孕妇慎服。食用多龄鸡头、鸡臀尖时，不宜与芥末、糯米、李子、大蒜、鲤鱼、鳖肉、虾、兔肉和铁剂制品同食。此外，服用左旋多巴时也不宜食用本方剂。

萎缩性胃炎，就食五圆乳鸽 ◇◇◇◇◇◇◇◇◇◇◇◇◇◇◇◇◇◇◇◇◇◇◇◇◇◇

爸爸昔日的战友赵叔来家里玩，爸爸便请他在家里吃饭，尝尝妻子的手艺。老哥俩喝了两杯，可饭后赵叔却不断地嗳气，一下接着一下。赵叔笑说："好几年的老毛病了，说不定什么时候吃啥不对劲就犯。"

我便问他平时哪还不舒服，赵叔说："哎呀，这可多了，除了这嗳气外，我还总是头晕目眩、周身乏力。人老了，这机器零件也都有毛病了，懒得修啦！"

我劝说："那可不行，越是老了越要照顾好自己，这都辛苦大半辈子了，刚享清福，更该好好调理一下。你是不是有萎缩性胃炎呀？"

赵叔点头："是啊，好多年了，吃了挺多药，总也不见好。"

我责备地说："那你还喝什么酒啊？萎缩性胃炎病因主要就是饮食不规律，或食用辛辣、寒热等刺激性食物造成的，喝酒、抽烟等都会引起胆汁反流，使胃黏膜受损，引起黏膜充血、水肿和糜烂等。萎缩性胃炎虽然是'小病'、常见病，但也不能忽视啊。"

爸爸在旁边打趣我："那你不早说？快让我家这个大名鼎鼎的中医给你开个方子。"

我嘿嘿一笑，骄傲地说："开方子那就是小菜一碟，而且不用吃药，回家让你老伴给你做五圆乳鸽吃就行。"

五圆乳鸽

症状：萎缩性胃炎

材料：乳鸽1只（200g），莲子10g，荔枝6颗，红枣8颗，芡实10g，桂圆肉10g，葱、姜、盐、冰糖、胡椒粉、江米酒各适量

做法：先把乳鸽洗净后，放入开水中焯一下，撇去浮沫后捞出，沥干水分，抹上江米酒，下油锅中炸成浅红色后捞出。切除鸽

子的尖嘴和爪尖，装入瓦罐中，再撒入料酒、葱、姜、盐、冰糖、胡椒粉，再放入水，没过鸽子全身，放蒸笼中，盖盖，大火烧开后，调成文火再蒸半小时左右后取出，夹出葱、姜。再加入莲子、荔枝、红枣、芡实、桂圆肉，再上笼蒸1小时，直至鸽肉酥烂软透，即可关火，洒入胡椒粉，装盘即可。

我还对赵叔说："胃为脏腑之本，胃功能是否正常，也关系到整个人体的生理活动。脾胃功能不好，会造成食欲不振、头晕目眩、周身乏力，能直接影响人体气血的生成。五圆乳鸽可以调理胃功能，坚持食用一段时间后，会发现脾胃功能大有改善。"

赵叔吃了半个月后，再来我家，笑着对爸爸说："我带来了五圆乳鸽，咱老哥俩再喝两盅。我这萎缩性胃炎被小李治好了，喝酒也不嗳气啦。"

鸽肉滋味鲜美，肉质细嫩，富含粗蛋白质和少量无机盐等营养成分，是不可多得的食品佳肴。莲子性平，味甘、涩，入心、肺、肾经，具有补脾、益肺、养心、益肾和固肠等作用。红枣味甘、性温，入脾、胃经，有补中益气、养血安神、缓和药性的功能。芡实性平，味甘、涩，入脾、肾经，可治遗精、淋浊、带下、小便不禁、大便泄泻。桂圆味甘、性温，有开胃益脾、养血安神、补虚长智之功效，可治疗贫血和因缺乏尼克酸造成的皮炎、腹泻、痴呆甚至精神失常，同时对癌细胞有一定的抑制作用。

小贴士

五圆乳鸽具有补肾虚、强脾胃、养血安神的功效，亚健康者可多多食用。女性白带过多、慢性腹痛、心悸、失眠、体虚等症状也可食用五圆乳鸽来调理。

脾胃虚弱者，别忘了芪杞鲈鱼 ◇◇◇◇◇◇◇◇◇◇◇◇◇◇◇◇◇◇◇◇◇◇◇◇◇◇◇◇◇

没想到，刚治好赵叔的萎缩性胃炎，表嫂又来我家找方子，也说自己胃疼，浑身乏力没精神，连上班都昏沉沉的。我问她是不是吃了什么刺激性食物，表嫂说她就吃了一盘麻辣土豆丝。

我一听这不科学的饮食规律一下子激动起来："什么，土豆丝你吃了一盘，还是麻辣的？你知不知道，土豆不好消化，再加上辣椒的刺激，什么胃能受得了？而且，你脾胃虚弱也不是一天两了，吃点刺激性东西就泄泻，而且腹胀、腹痛。你再看看你那萎黄的脸色，还敢吃辣椒，这不是找罪受吗？"

表嫂委屈地说："我不是没食欲，想吃点东西刺激一下吗？"

我告诉表嫂："就是因为你脾胃虚弱，才会食欲不振的。自己不懂，也不问问。"

豆豆妈在旁边圆场说："行了，行了，赶紧给想个办法调理一下吧，说再多也没用。"

我把五圆乳鸽的方子给表嫂，可表嫂却说："这方子也太麻烦了，我天天下班都六点了，怎么做啊？有简单一点的吗？"

我说："当然有，芪杞鲈鱼简单易做，效果也不错呀。"

芪杞鲈鱼

症状：**脾胃虚弱**

材料：**鲈鱼500g，黄芪20g，枸杞10g，葱、姜、料酒少许**

做法：

1.先将鲈鱼洗净，沥干水分，并在鱼背上划几刀，以便入味，再拿适量的盐抹在鱼身上，腌制15分钟。把黄芪洗净切片，葱、姜

洗净切丝，枸杞洗净并沥干水分。

2.将准备好的鲈鱼、黄芪、枸杞、葱姜丝，加入适量料酒和清水后，大火烧开煮沸，再改文火盖盖焖煮25分钟。

3.将鱼捞出，并将姜丝塞入鱼腹中，放在瓦煲里后，再把锅中剩余的汤汁浇在鱼身上，大火烧开再改小火煮半小时。加盐调味，即可出锅食用。

表嫂吃了几次后，有些厌烦，打电话说："再好吃的东西吃多了也烦啊。"我问表嫂吃完有变化没，表嫂思考一下说："好像有，胃里不再针扎似的难受了，好像我嘴里的溃疡也好了。"

我告诉表嫂，这道菜的营养和药用价值都很高。

鲈鱼味甘、性平，归肝、脾、肾经，具有益脾胃、补肝肾的功效，还对脾虚泻痢、消化不良、疳积、百日咳、水肿、筋骨萎弱、胎动不安、疮疡久治不愈等有一定的防治作用。黄芪味甘、性微温，归肺、脾、肝、肾经，属补气良药，以补虚为主，常用于体衰日久、言语低弱、脉细无力者。现代医学研究表明，黄芪有增强机体免疫功能、保肝、利尿、抗衰老、抗应激、降压和较广泛的抗菌作用。枸杞子味甘、性平，可养肝、滋肾、润肺，还能促进免疫、抗衰老、抗肿瘤、清除自由基、抗疲劳、抗辐射、保肝，对生殖功能的保护和改善也有很好的作用。

小贴士

1.在鱼腹中塞入姜丝，是为了减轻鲈鱼的腥味。

2.鲈鱼大补，痛经、体虚的女性可以长期食用。

3.鲈鱼不能和大蒜、白糖、冬瓜、鸡肉、乳酪同食；食用前后，忌饮茶。

4.上焦热盛，下焦虚寒者忌食。

5.脾气暴躁、易怒、肝火旺盛者忌食。

6.补胃也要遵循一定的规则，切忌乱补，更伤脾胃。

气血双补，砂锅牛腱 ◇◇◇◇◇◇◇◇◇◇◇◇◇◇◇◇◇◇◇◇◇◇◇◇◇

同事小吴升格当了爸爸，每天都笑得合不拢嘴，可有一天来单位，却是唉声叹气，工作也不像以往那么积极，我打趣说："这爸爸也没那么好当吧，是不是太累了？"

小吴却叹气说："孩子累倒可以忍受，可这老婆天天嚷着上不来气、筋骨酸软，而且脾气暴躁，时时看我不顺眼，我可忍受不了啊！她正是哺乳期，这样也影响孩子呀。"

我说小吴："生完孩子以后的女人脾气都会有些变化，你就多让让。但我感觉你老婆这种情况倒像是气血亏损造成的。"

小吴说："是，我老婆吃东西特挑剔，怀孕的时候还贫血，而且还不自信了，整天怕我嫌弃她的身材。我看她那张脸蜡黄蜡黄的，真怕她有什么毛病。"

我安慰小吴："没事儿，这剖宫产手术也伤元气，恢复一段时间就好了，要不你给她做点砂锅牛腱吧？别看它是很普通的一道菜，但它可补气补血，适宜中气下隐、气短体虚、筋骨酸软、贫血久病及面黄目眩者，特别是对产妇恢复身体效果不错。"

砂锅牛腱

功效：补气补血

材料：后腿牛肉1000g，冬笋100g，盐、白砂糖、味精、料酒、大料、葱、姜、酱油、八角、花生油各适量，桂皮、花椒各1g

做法：牛肉洗净切小方块备用，冬笋洗净切块，八角、桂皮、花椒用纱布包好，葱切段备用。取锅烧热花生油，把牛肉块放锅中炸透捞出，再把冬笋块炸透后，二者同时放入砂锅中。再把葱、姜放锅中炒香，加入料酒、酱油、白糖、精盐和事先包好的纱布袋烧开后，撇净浮沫，倒在装牛肉的砂锅里，调成微火焖煮1小时。牛肉熟透后，再调大火，加上味精调味，挑出葱、姜和纱布袋，连砂锅一同上桌，即可食用。

小吴担心地问："对乳汁有影响吗？"

我回答他："不影响，而且还有催乳的效果呢。"

半个月后，我几乎忘了这事，小吴却打来电话说："谢谢你，哥，帮了我大忙。因为气血亏损我老婆产后的体质可差了，总是感冒、乏力，自从吃了你介绍的砂锅牛腱，感觉好多了，腰腿不酸疼了，连术后引起的痰多也缓解了。"

我告诉小吴他们，将来也要给儿子多吃砂锅牛腱，因为它真的很有药效哦！

牛肉含有丰富的蛋白质、氨基酸，能提高机体抗病能力，对生长发育及术后、病后调养的人在补充失血、修复组织等方面特别适宜。冬笋是一种兼具营养价值和医药功能的美味食品，质嫩味鲜、清脆爽口，含有蛋白质和多种氨基酸、维生素以及钙、磷、铁等微量元素，能促进肠道蠕动，既有助于消化，又能预防便秘和结肠癌的发生。

小贴士

1.冬笋含有较多草酸钙，儿童及患尿道结石、肾炎的人不宜多食。

2.牛肉不宜与板栗、田螺、红糖、韭菜、白酒、猪肉同食。

3.冬笋忌与羊肝同食。

4.冬笋是一种高蛋白、低淀粉食品，对肥胖症、冠心病、高血压、糖尿病和动脉硬化等患者有一定的食疗作用。它所含的多糖物质，还具有一定的抗癌作用。

山药鸭子汤，去秋燥去胆固醇

　　秋天的时候，同事吴姐总是脸颊潮红，大家开玩笑说，这是恋爱的羞涩状，吴姐却无奈地说："早过了羞涩的年纪。我好像病了，这脸颊天天像发烧一样热，可量体温还正常，而且我还总是口干舌燥，还有点恶心、头晕，血压还有点高。"

　　同事劝说："别胡思乱想，哪能血压高啊，才多大呀！"

　　"我家里有高血压的遗传史。"吴姐转头问我说，"面前不就有大夫嘛？来，帮姐看看是怎么回事。"

　　我想了一下，分析说："你这脸颊发热，可能是秋燥引起的。还有你可能有轻微的心悸、腰膝无力、耳聋、眼冒金花的症状。"

　　吴姐思考一下说："好像是有，那是怎么回事啊？"

　　我告诉吴姐："你可能胆固醇也高，只是你从来没查过，偶尔吃些油腻的食品就会出现这种现象。"

　　吴姐惊讶地说："说得太对了，我前几天啃猪蹄啦。你有什么办法帮我调理一下？"

　　"那你再吃一些山药鸭子汤吧，祛躁又降胆固醇。"

山药鸭子汤

　　功效：去胆固醇

　　材料： 鸭腿2个，葱白1段，姜2片，橙子皮1片，党参2段，黄芪2片，干何首乌1片，山药、盐少许

　　做法： 先把鸭腿去骨切成大块后，放热水中焯一下去血水和杂质捞出后，把葱、姜、党参、黄芪、干何首乌一起放到汤锅中，加入适量的清水大火烧开后，撇掉汤面上的浮沫，再小火慢炖30分钟后，加入山药段小火煮到软烂适中，撒盐出锅，即可食用。

吴姐看着方剂问："那不也是油腻食物吗？"

我笑说："不是呀，对高血压、高血脂患者来说，吃鸭子肉是很好的。鸭肉是比较健康的肉类，具有温和的性质，适于虚火之人，是补养的佳品。"

鸭肉中的脂肪酸熔点低，易于消化，所含B族维生素和维生素E较其他肉类多，能有效抵抗脚气病、神经炎和多种炎症，还能抗衰老。橙皮味苦、辛，性温，果皮含橙皮甙、挥发油、果胶、胡萝卜素等成分，有快气利膈、化痰降逆、消食和胃、解酒的作用，主治胸膈气滞、咳嗽痰多、饮食不消、恶心呕吐。党参味甘、性平，有补中益气、止渴、健脾益肺、养血生津的功效。黄芪味甘、性微温，归肺、脾、肝、肾经，可增强机体免疫功能、保肝、利尿、抗衰老、抗应激、降压和较广泛的抗菌作用。干何首乌苦味甘、涩，性微温，入肝、肾、脾、肺经，具有养血滋阴、润肠通便、祛风、解毒的功效，主治血虚、头昏目眩、心悸、失眠、肝肾阴虚之腰膝酸软、须发早白、耳鸣、肠燥便秘。

---小贴士-----

　　鸭肉性寒凉，特别适合体热上火者食用，但脾胃不和、身体寒凉者慎食。

常吃淮山炖乌鸡，肝肾阴虚全赶走

去汗蒸的时候，看到之前一起办卡的姚小姐，正在跟服务员解释，她半年没来汗蒸，是因为自己生病了，整天头晕眼花的，真的没有力气来汗蒸了，所以要求退款。可服务员却不信，觉得她肯定是找到更便宜的了才退卡了。

姚小姐百般解释，对方却拒不退卡。我看姚小姐体虚无力、腰膝酸软，倚在柜台前像要跌倒了一样，而且她面色蜡黄，不时地捂着肝部，便想到肝肾阴虚，急忙上前扶住姚小姐："快找地方坐下休息一会儿。"

姚小姐连忙推开我说："谢谢你啊，不过别离我太近，我肝不太好，别传染给你。"

我笑说："不是所有的肝病都传染，你这只是肝肾阴虚，又不是黄疸性肝炎。"

姚小姐急忙拉着我的手说："既然你能看出我的毛病，那你给我开点药呗。同事、朋友都嫌弃我，不爱搭理我，我自己还总没力气，腰疼腿酸的，真是活够了。"

我安慰姚小姐："你年纪轻轻，心得放宽点。再说你这是小毛病，吃点淮山炖乌鸡，再喝点乌鸡汤，很快就能好。"

淮山炖乌鸡

症状：肝肾阴虚

材料：淮山50g，鹿茸20g，姜、盐、味精各适量

做法：先把乌鸡洗净切块，用热水焯一下去血水和杂质后，捞出备用。再把淮山、鹿茸片洗净切块。然后把焯好的乌鸡块和淮山药、鹿茸片、姜片一起放入炖盅中，加适量清水，大火煮沸后，撇去浮沫，盖好盖，调小火再煮一个半小时，直到鸡块软烂适中，加入盐、味精调味，即可出锅食用。

大约一个月以后，我接到了姚小姐的电话，说要请我吃饭，我笑问她："身体好了？"姚小姐兴奋地说："吃了你开的食疗方子，现在好多了，腰腿不那么酸了，也有食欲了，而且也不像原来那样动一下就受不了啦。"

何首乌为蓼科多年生草本植物，味苦、甘、涩，性微温，入肝、肾经，具有补益精血、润肠通便的功效。淮山为薯蓣科多年生蔓生草本植物薯蓣的块根，味甘、性平，入肺、脾、肾经，具有益气养阴、补脾肺肾的功效。乌鸡又称竹丝鸡，味甘、性微温，入肝、肾经，具有养阴补血、补益肝肾、健脾益气的功效。

民间常用本方治疗慢性肝肾阴虚、疲倦乏力、头晕眼花、胃纳欠佳、腰膝酸软等症。药膳乌鸡煲是一款温补的药膳，滋阴润燥、补中益气，很适合秋冬季节吃。

┌─ 小贴士 ─────────────────────────────────────┐

　　淮山不可与碱性药物同服。

　　乌鸡有活血化淤、补气补血的作用，适用于女性调理；且乌鸡有温
中、益气、补精、添髓的功效，同样也适合男人。

└──┘

更年期综合征，蟹粉球帮你做调理

　　奶奶的寿宴上，久在外地的表婶特意回来看望。可表婶却不再是前几年的漂亮模样，头发毛糙凌乱，皮肤也松弛了不少，而且整顿饭不停地打哈欠流眼泪，满是不耐烦的样子。表叔有些不好意思，解释说："我家这位，神经衰弱总失眠，大家别介意。"

　　表婶也有些尴尬："是啊，我这毛病，去哪儿看都说是神经衰弱，可吃了一堆药也不见效，真是没办法！"

　　妈妈看了看说："那你坐过来，让我儿子给你看看。他是中医，让他帮你调理一下。"

　　表婶立即走过来说："那敢情好。"

　　我问表婶："你是不是还总一阵一阵地冒虚汗，口干，而且心烦气躁，有些抑郁，还爱生气？"

　　表婶笑说："哎呀，你太厉害了，还没望闻问切，直接就看出病症啦。是呀，最主要的是失眠，整晚睡不着，心烦得很。"

　　我说："你这不是病，是更年期综合征。45岁到55岁之间，是女性身体功能下降、零部件老化的一段重要时期，此时会伴随出现头晕耳鸣、失眠多梦、腰膝酸软等症状，任何女人都无法避免。但只要适当调理一下，还是可以减轻症状的。你家住海边，吃螃蟹应该方便，就常做蟹粉球吃着试试吧。"

蟹粉球

症状：更年期综合征

材料：大白蟹4只，鸡蛋2枚，面包25g，牛奶25g，熟猪油30g，面粉、胡椒粉、姜片、精盐、白糖、味精各适量

做法：先把大白蟹加上姜片隔水蒸熟后，剔出蟹肉，加入盐、胡椒粉、糖、味精，加上牛奶、碎面包、鸡蛋和熟猪油，搅成混合物后分成20份，分别搓成小圆球，滚上面粉，用温油炸至金黄色。佐餐或作零食均可。

表婶笑说："螃蟹还能做成零食，又能治病？"

我说："当然啦，这款蟹粉球不仅好吃，而且常用于绝经期综合征及筋骨不健、痿软疼痛。尽管性属寒湿，但螃蟹有益阴补髓、清热散淤、通经络、解漆毒、续筋接骨、催产下胎和抗结核等作用，可用于跌打损伤、淤血肿痛、漆中毒、胎死腹中、胎盘残留等症。只要料理得当，它就是美味药膳。"

螃蟹性寒、味咸，归肝、胃经，具有抗结核、解毒、补骨添髓、养筋活血、通经络、利肢节、续绝伤、滋肝阴、充胃液之功效。对于淤血、损伤、黄疸、腰腿酸痛和风湿性关节炎等疾病，有一定的食疗效果。

┌─ 小贴士 ─

平素脾胃虚寒、大便溏薄、腹痛隐隐、风寒感冒未愈、宿患风疾、顽固性皮肤瘙痒疾患之人忌食；月经过多、痛经、怀孕妇女忌食，尤忌食蟹爪。

第 **8** 章

最好的医生在厨房

食疗方剂汇总

清热消暑 ◇◇◇◇◇◇◇◇◇◇◇◇◇◇◇◇◇◇◇◇◇◇◇◇◇◇◇◇◇◇◇◇◇◇◇◇◇◇

荷叶凉茶

病症： 中暑

材料： 新鲜荷叶半张，白术10g，藿香、甘草各6g

做法： 将荷叶半张撕片，加入白术、藿香、甘草，放入容器内注入清水，沸腾后中火煎20分钟，按照个人口味，加入适量冰糖，放凉即可饮用。

荷叶凤脯饭

功效： 解暑补益

材料： 鸡肉500g，鲜荷叶4张，水发香菇100g，火腿100g，粳米500g，葱、姜、料酒、麻油、盐、味精适量

做法： 将鸡肉、火腿洗净、切片；香菇洗净去蒂、切片；荷叶洗净，用沸水稍烫一下去梗蒂，切拍块大三角形；葱、姜洗净，切末。鸡肉、香菇用盐、糖、胡椒粉、料酒、麻油、葱末、姜末等拌匀。鸡肉、香菇均匀分成20份，分别放在荷叶上，各加火腿1片，包成长形，用线扎好。粳米洗净，放锅内，加清水适量，把荷叶包放在上面，煮至饭熟后，将荷叶里的食材全部倒入碗中，扔掉荷叶，加少许味精、盐调味即可食用。

绿豆糕

功效： 解暑

材料： 绿豆粉300g，糖粉180g，水40毫升，色拉油150毫升，麻油10毫升，芝麻馅若干

做法：

1. 将绿豆粉和糖粉掺到一起搅拌均匀。用细筛过滤搅拌好的绿豆粉和糖粉，滤去大的颗粒，留下细粉末。

2. 将水和色拉油、麻油一起倒入筛好的绿豆粉和糖粉中搅拌均匀，放置半小时。

3. 将芝麻馅和绿豆粉、糖粉一起搅拌均匀，放到模具中，压成形，放蒸笼中蒸5分钟后，拿出晾凉即可。

乌梅生地绿豆糕

病症： 口腔溃疡

材料： 乌梅50g，生地30g，绿豆500g，豆沙250g

做法： 将乌梅用沸水浸泡3分钟左右，取出切成小丁或片。生地切细，与乌梅拌匀。绿豆用沸水氽烫后，放在淘箩里擦去外皮，并用清水漂去。将绿豆放在钵内，加清水上蒸笼蒸3小时，待酥透后取出，除去水分，在筛上擦成绿豆沙。将特制的木框放在案板上，衬以白纸一张，先放一半绿豆沙，铺均匀，撒上乌梅、生地，中间铺一层豆沙，再将其余的绿豆沙铺上，撤结实，最后把白糖撒在表面。蒸熟后，把糕切成小方块。

梅苏糖

功效： 防治暑热

材料： 白砂糖500g，乌梅250g，紫苏叶50g

做法：

1. 将乌梅取肉用清水洗净，紫苏叶洗净碾碎成细粉。

2. 把白砂糖放在锅中，加水少许，以小火煎熬至较稠时，加入乌梅肉、苏叶粉调匀，即停火。

3. 趁热将糖倒在表面涂过食油的大搪瓷盘中，待稍冷将糖压平，用刀划成小块，冷却后即成棕色梅苏糖。

鲜荷叶包鸡

功效： 清热滋补

材料： 净鸡肉500g，香菇50g，火腿30g，鲜荷叶4张，精盐、糖、料酒、葱、姜、味精、麻油各适量做法：先将鸡肉、火腿、香菇洗净，切片；葱、姜洗净，切小段；荷叶洗净，用开水烫一下，撕成几片。然后把鸡肉、香菇、火腿放碗内，加料酒、精盐、葱、姜、糖、味精、麻油拌匀，用荷叶包数包，上笼蒸熟。

拌三丝

病症：五脏烦热

材料：苦瓜、西瓜翠衣、黄瓜各适量

做法：先将苦瓜、黄瓜、西瓜翠衣洗净切丝，放热水中打焯一下，再用凉水淋透放凉后，将苦瓜丝、黄瓜丝与西瓜翠衣放在热水中焯一遍，去掉异味，然后用凉水淋透晾凉。最后，将这三种丝加入盐、味精、香油搅拌均匀即可。

菊花炒鸡片

症状：心烦不安压力大

材料：鸡肉500g，菊花瓣30g，鸡蛋3个，葱、姜、料酒、盐、糖、胡椒粉、味精、淀粉、麻油各适量

做法：将鸡肉洗净，去皮切片；菊花用冷水轻轻洗净；葱切小段；鸡蛋留蛋清。再把鸡肉片用蛋清、盐、料酒、胡椒粉、淀粉调匀，然后用盐、糖、味精、麻油调成汁。起油锅，鸡肉片滑散滑透，捞出。葱、姜入油锅煸炒，入鸡片、料酒再稍炒，把汁倒入锅内翻炒，再入菊花瓣稍炒即可。

养胃健脾 ◇◇◇◇◇◇◇◇◇◇◇◇◇◇◇◇◇◇◇◇◇◇◇◇◇◇◇◇◇◇◇◇◇◇◇◇◇◇◇

党参大枣茶

效用：养胃护胃

材料：党参15g，大枣10枚，陈皮3g

做法：将党参、大枣、陈皮洗净，沸水冲泡后，盖上杯盖焖10分钟左右即可。

鸡肉栗子糯米饭

病症： 脾虚无力

材料： 鸡肉200g，栗子200g，糯米250g

做法： 鸡肉切小块，栗子剥壳，糯米洗净，一起放蒸钵内加水适量，隔水蒸熟。

健胃猪肚饭

病症： 小儿疳积

材料： 猪肚一副，党参10g，枸杞10g，麦冬10g，茯苓15g，陈皮6g，淮山10g，北芪10g

做法： 将猪肚买回后，在冷水中浸泡20分钟，洗净，切好（猪肚内侧肥油较多的一面一定要用盐反复搓洗，以保证猪肚不含大量油脂），将水烧开，将猪肚放入水中氽烫2分钟，然后，取党参、枸杞、麦冬、茯苓、陈皮、淮山、北芪同时放入锅中，熬煮猪肚。待猪肚软烂，捞出各种中药食材，将猪肚与大米煮饭（此方法适合年龄较大的儿童）。

六味牛肉饭

病症： 虚寒胃痛

材料： 牛肉500g，草果3g，胡椒3g，砂仁3g，荜拨3克，良姜3g，陈皮3g，生姜30g，粳米500g，料酒、精盐、味精等调料各适量

做法： 牛肉洗净，加料酒稍浸后，放入沸水烫焯，捞出后切片。将胡椒、荜拨、陈皮、草果、砂仁、良姜等放入锅内，加适量清水，煎汁备用。生姜切片。粳米洗净，放入锅内，加入上述各味药的煎汁，加牛肉片、生姜片、精盐、味精和适量的清水，煮成饭。

山药玉鸽饭

功效： 生津

材料： 鸽肉100g，山药50g，玉竹15g，粳米饭200g，料酒、盐、味精各适量

做法：玉竹洗净放锅中，加清水适量，煎浓汁。鸽肉洗净，切片。山药洗净，切片。鸽肉放碗内，加料酒、生粉，拌匀。起油锅，先入鸽肉煸炒，再入山药，并加玉竹浓汁、盐、味精，炒熟。热粳米饭盛入盆中，把炒好的鸽肉片连汤汁浇在饭上。

- -

安神粥

病症：慢性胃炎

材料：依据食用的人数，取适量小米、小麦、芡实、柏子仁、麦冬和麦仁

做法：将以上材料洗净后浸泡2小时，再一起捞出放入锅中，加适量清水烧开后，调文火慢煮至软烂适中，关火装碗即可食用。

- -

当归杜仲鲈鱼汤

病症：脾虚水肿

材料：鲈鱼1条，当归1支，枸杞10颗，黄芪10片，姜、盐、料酒各适量

做法：

1. 鲈鱼洗净，擦干水分，在鱼背上划十字花刀后，把盐抹在鱼身上，腌制15分钟。当归洗净切片，姜切丝，枸杞和黄芪洗净后并沥干水分。将当归、黄芪、枸杞、1汤匙料酒和适量清水大火煮沸后，调文火焖煮25分钟。

2. 往鱼腹塞入少许姜丝，将鲈鱼放入瓦煲内，倒入熬好的当归汤搅拌均匀，大火煮沸后改小火煮35分钟。加盐调味，便可出锅食用。

- -

丁香姜糖

病症：胃寒呕吐

材料：红糖200g，生姜碎末40g，丁香粉5g

做法：先把糖倒入锅中，加少许清水，用文火煎熬至稠厚后，放入姜末和丁香粉并搅拌均匀，继续煎煮到挑起后呈丝状不粘连时关火。趁热将糖倒在涂过食油的大搪瓷盘中，等到冷却后切成小方块，丁香姜糖就做成了。

- -

蜜李片

病症： 食欲不振

材料： 鲜李子500g，白砂糖150g，食盐20g，清水适量

做法：

1. 鲜李子去皮洗净，切成两半后放到瓦盆里，用食盐腌渍至果肉渗出水分，然后用清水漂洗，除掉咸味，沥干水分。

2. 锅中加清水煮沸后，放入李子肉，继续大火煮沸半小时后，取出李子肉并沥干水分。然后继续将李片放入锅中，加糖和适量清水，煮沸后再腌渍两天两夜，最后再捞出李子肉，用适量清水小火煎煮，直到糖汁浓缩将尽时捞出。冷却后方可食用。

- -

鲫鱼羹

病症： 气短乏力

材料： 鲫鱼600g，缩砂仁10g，陈皮10g，大蒜2头，胡椒10g，葱、食盐、酱油、泡辣椒、菜油各适量

做法：

1. 鲫鱼去鳞、鳃和内脏，洗净。把陈皮、缩砂仁、大蒜、胡椒、泡辣椒、葱一起放入鱼腹中。

2. 在锅内放入菜油烧开，将鲫鱼放入锅内煎至微黄后，再加入适量的清水，调小火慢煮30分钟后，撒入食盐调味即可。

- -

五圆乳鸽

病症： 萎缩性胃炎

材料： 乳鸽1只（200g），莲子10g，荔枝6颗，红枣8颗，芡实10g，桂圆肉10g，葱、姜、盐、冰糖、胡椒粉、江米酒各适量

做法： 先把乳鸽洗净后，放入开水中焯一下，撇去浮沫后捞出，沥干水分，抹上江米酒，下油锅中炸成浅红色后捞出。切除鸽子的尖嘴和爪尖，装入瓦罐中，再撒入料酒、葱、姜、盐、冰糖、胡椒粉，再放入水，没过鸽子全身，放蒸笼中，盖盖，大火烧开后，调成文火再蒸半小时左右后取出，夹

出葱、姜。再加入莲子、荔枝、红枣、芡实、桂圆肉，再上笼蒸1小时，直至鸽肉酥烂软透，即可关火，洒入胡椒粉，装盘即可。

芪杞鲈鱼

病症： 脾胃虚弱

材料： 鲈鱼500g，黄芪20g，枸杞10g，葱、姜、料酒少许

做法：

1. 先将鲈鱼洗净，沥干水分，并在鱼背上划几刀，以便入味，再拿适量的盐抹在鱼身上，腌制15分钟。把黄芪洗净切片，葱、姜洗净切丝，枸杞洗净并沥干水分。

2. 将准备好的鲈鱼、黄芪、枸杞、葱姜丝，加入适量料酒和清水后，大火烧开煮沸，再改文火盖盖焖煮25分钟。

3. 将鱼捞出，并将姜丝塞入鱼腹中，放在瓦煲里后，再把锅中剩余的汤汁浇在鱼身上，大火烧开再改小火煮半小时。加盐调味，即可出锅食用。

砂锅牛腱

功效： 补气补血

材料： 后腿牛肉1000g，冬笋100g，盐、白砂糖、味精、料酒、葱、姜、酱油、八角、花生油各适量，桂皮、花椒各1g

做法： 牛肉洗净切小方块备用，冬笋洗净切块，八角、桂皮、花椒用纱布包好，葱切段备用。取锅烧热花生油，把牛肉块放锅中炸透捞出，再把冬笋块炸透后，二者同时放入砂锅中。再把葱、姜放锅中炒香，加入料酒、酱油、白糖、精盐和事先包好的纱布袋烧开后，撇净浮沫，倒在装牛肉的砂锅里，调成微火焖煮1小时。牛肉熟透后，再调大火，加上味精调味，挑出葱、姜和纱布袋，连砂锅一同上桌，即可食用。

抵御感冒 ◇◇◇◇◇◇◇◇◇◇◇◇◇◇◇◇◇◇◇◇◇◇◇◇◇◇◇◇◇◇◇◇◇◇◇◇◇

蒲公英菊花茶（病毒感冒）

病症：病毒感冒

材料：干蒲公英15g，菊花10g，茶叶10g

做法：将所有食材研成粉末，装到事先备好的过滤袋里，每袋装大约10g，然后用沸水冲泡饮用。

- -

清润知音汤

功效：利咽清音

材料：猪排、猪瘦肉各200g，柿饼5g，蜜枣4粒

做法：将猪排和猪瘦肉首先过油煎炒，然后添汤，待汤沸腾后，捞出猪排和猪瘦肉倒进汤锅中，将蜜枣和柿饼放入煮排骨的开水中，继续煮至沸腾捞出，再倒入糖罐中，小火煮一个半小时，盐和味精依照个人口味适量添加即可。

- -

罐蒸当归鸡

功效：冬季温补

材料：鸡半只，当归15g，盐、料酒、冰糖各适量

做法：先将鸡洗净切块，用热水焯一下，沥干水分后，放入盘子里。再把当归洗净，加入盐、料酒、冰糖搅拌均匀，撒在鸡块上。然后取一瓦罐，加入适量的水后，将盘子放入罐子中，隔水蒸35分钟后，即可出锅食用。

- -

桑叶枇杷茶

病症：风热感冒

材料：野菊花10g，桑叶10g

做法：将野菊花、桑叶研成粉末加水煎后，代茶饮用。三天至一周，感冒症状减轻即可停止。

葱姜饭

病症：风寒感冒

材料：葱50g，姜10g，桂枝6g，粳米250g，精盐、味精、胡椒等各适量

做法：葱洗净，切成小段。姜洗净后切成细末。桂枝加适量水并先煎成汁，取汁备用。粳米洗净后加桂枝所煎出的汁和适量水，煮成饭。葱、姜起油锅，煸炒香后把油、葱、姜放入饭中，再加精盐、味精、胡椒等调料，拌匀即可。

止咳平喘杏仁百合饭

病症：慢性支气管炎

材料：杏仁10g，百合100g，粳米250g

做法：粳米洗净，放锅内，加杏仁、百合，加水适量，用文火煮饭。

马蹄糕

病症：痰热咳嗽

材料：新鲜马蹄若干，马蹄粉半盒，冰糖少许

做法：新鲜马蹄洗好，切小片。马蹄粉用500毫升的水调成生浆。另取1000毫升的水加冰糖煮开，将煮开的水倒入生浆，做成半熟浆，再加入切好的马蹄，入锅蒸熟。蒸熟至透明即可。

紫苏葱油饼

病症：感冒

材料：面粉500g，葱150g，姜150g，紫苏30g，植物油200g，精盐、味精各适量

做法：先把姜和紫苏煎成浓汁备用。把面粉放在盘内，加入姜和紫苏的浓汁，精盐和味精适量，拌匀，揉成一个个面团。将小面团擀成薄长条，上

面加葱花及油，然后卷好，用手压扁，放入油锅中煎熟即可。

杏仁酥

病症：咳嗽气喘

材料：面粉2500g，白糖1250g，熟猪油（或植物油）1000g，鲜鸡蛋250g，小苏打少量，杏仁50g

做法：先将干面粉放入盘中，再把熟猪油、白糖、鸡蛋、小苏打及打成碎末的杏仁放入，拌匀。然后将其做成高1.5厘米、直径3厘米左右的扁圆形生坯，入炉烘熟即可。

梨膏糖

功效：润燥止渴

材料：鸭梨1000g，茯苓、制半夏、川贝母、杏仁、前胡各30g，百部50g，款冬花20g，生甘草10g，白糖500g

做法：将鸭梨洗净切成小块后，混合其他药材一起放入不锈钢锅中，加适量的清水后煎煮。每20分钟取汤汁1次，然后继续加水煎煮，共取4次汤汁后，再将所有汤汁混合一起倒入锅中，以文火煎煮浓稠，将白糖加进去并搅拌均匀，继续在锅中煎熬，直至用铲挑起呈丝状，而且不黏手后停火。趁热将浓稠的汤汁倒在表面涂过食油的大搪瓷盘中，等到冷却后，用刀将药糖切成若干小块，再撒上一层白糖即可食用。

马勃糖

病症：咽喉肿痛

材料：白砂糖500g，马勃粉200g

做法：先将白砂糖放入铝锅里，加入适量清水，用文火煎煮至浓稠时，再加入马勃粉，搅拌均匀后关火，趁热将糖液倒在表面涂过食油的大搪瓷盘中，将糖压平。等冷却后，用刀切成小块，即成马勃糖。

松子糖

病症： 慢性支气管炎

材料： 白砂糖500g，松子仁250g

做法： 将白砂糖放入锅中，加少许水，用文火煎熬至用锅铲挑起呈丝状不黏乎时，停止煎熬。趁热加入已炒熟的松子仁，调匀。把糖倒入涂过食油的搪瓷盘中，将糖压平。待稍冷，用刀切成小块即可。

姜汁糖

病症： 咳嗽痰稀白

材料： 白砂糖250g，生姜汁5毫升

做法： 白砂糖放入铝锅里，加少许清水，文火煎煮至浓稠后，再放入生姜汁并搅拌均匀，继续煮熬到用锅铲挑起后呈丝状而不黏时关火。趁热将糖倒在表面涂过食用油的搪瓷盘中，待冷却后，用刀切成小块后即可服用。

蜜饯柚肉

功效： 止咳化痰

材料： 鲜柚肉500g，蜂蜜250g，白酒适量

做法： 先把买回的鲜柚子去皮去核，再切成丁块，放入瓷罐后再加入适量的白酒，密封浸泡12小时后，倒入锅里。文火煎煮，至剩下的汤汁浓稠无黏性时，再加入蜂蜜并搅拌均匀，并晾凉后装瓶备食。每次5g，每天食用2～3次。

蒜醋鲤鱼

病症： 哮喘胸闷

材料： 鲤鱼1条（500g左右），姜、蒜、醋、精盐、味精、料酒各适量

做法： 鲤鱼去鳞去鳃及内脏，洗净切块。先用素油煎黄，放酱油及料酒少许，然后加水烧至熟烂，收汁装盘。最后将姜、蒜碎末和醋少许，稍煸炒，浇在鱼块上。

健脑抗疲劳 ◇◇◇◇◇◇◇◇◇◇◇◇◇◇◇◇◇◇◇◇◇◇◇◇◇◇◇◇◇◇◇◇◇◇◇◇

芝麻核桃糖糕

病症：疲劳、健忘

材料：赤砂糖500g，黑芝麻250g，核桃仁250g

做法：先把赤砂糖放入锅里，加入适量清水后，用小火煎煮至汤汁浓稠时，加入炒熟的黑芝麻及核桃仁，并搅拌均匀后关火。趁热将糖汁倒在表面涂过食用油的大搪瓷盘中，待稍冷却后，将糖压平，用刀划成小块，即成芝麻核桃糖糕。

天麻鳝丝

病症：脑部缺氧

材料：鳝鱼300g，天麻15g，水发黑木耳100g，鸡蛋两个，葱姜少许

做法：天麻用水浸泡，捞出后沥干水分，上锅蒸半小时，切丝备用。黑木耳浸泡发起后切丝备用。洗净后的鳝鱼切丝，放入碗中，在碗中加入一只鸡蛋的蛋清及少许盐、味精、料酒、淀粉调制成糊状。将拌好的鱼丝放入三成热的油里滑炒，变色后出锅，放入漏勺中备用。在炒锅中放入适量的油，将切好的葱花、姜末放入锅中翻炒，再将切好的天麻丝、黑木耳丝依次放入锅中，煸炒片刻，加入少许盐炒匀，再把鳝鱼丝放进锅中加20克淀粉勾芡，芡勾好后就可以出锅装盘了。

陈皮苜蓿

功效：健脑活血

材料：苜蓿400g，陈皮25g，大蒜少许

做法：陈皮切丝，放入水中浸泡10分钟左右，沥干水分。蒜剁成蒜末。取大碗一只，将陈皮、苜蓿、蒜末一起放入，加入少许白糖、陈醋、精盐、味精抓拌即可。

217

五元补鸡

症状： 过度疲劳身体虚

材料： 母鸡1只，龙眼肉30g，荔枝肉30g，黑枣30g，莲子30g，枸杞子30g，冰糖30g，料酒、盐、葱、姜各适量

做法： 鸡去毛去内脏，洗净。龙眼肉、荔枝肉、莲子洗净。黑枣洗净，去核。龙眼肉、荔枝肉、莲子、黑枣、枸杞子、冰糖放鸡腹内。鸡放钵内，加料酒、盐、葱、姜，蒸2小时熟烂即可。

核桃仁鸭方

功效： 健脑、养血

材料： 鲜鸭半只，虾仁50g，核桃仁15g，精盐15g，绍酒35g，葱25g，姜25g，丁香1g，干淀粉25g，花生油500g

做法： 鸭肉洗净沥干装入盘中。盐、绍酒、葱、姜、丁香洒在鸭肉上并搅拌均匀，腌制20分钟。锅中放水，将鸭肉放入蒸屉中大火烧开后，调小火慢蒸，直至鸭肉软烂，再剔骨留形备用。将核桃仁用沸水浸泡后去皮，切成小丁。将虾仁洗净切成细茸，加水搅拌成糊。在鸭肉上拍一层干淀粉后铺上虾糊，并塌平，撒上桃仁。将锅烧热后加入花生油，约六成热时，投入鸭肉煎炸至金黄酥脆，起锅沥油，改刀切成小块，码盘即可。

黄芪鲈鱼汤

症状： 身体虚弱

材料： 鲈鱼250g，黄芪30g，葱、姜、盐、料酒、味精各适量

做法： 鲈鱼去鳞及内脏，洗净；黄芪洗净。鲈鱼、黄芪放砂锅内，加清水、葱、姜、盐、料酒，用猛火煮沸，再用文火烧熟，加味精调味即可。

驱寒滋补 ◇◇

驱寒汤

病症： 冻疮

材料： 当归30g，桂枝15g，赤芍12g，细辛3g，通草15g，大枣、甘草各10g

做法： 先把桂枝去皮、大枣去核，再把所有材料一起倒入锅中，加入适量清水小火慢煮10分钟后，关火饮用即可。一周2剂，连续服用1个月。

- -

山药奶肉羹

功效： 秋季滋补

材料： 羊肉、山药片、牛奶、生姜、盐各适量

做法： 羊肉洗净切色子块，用开水焯一下捞出，放锅中，加入生姜清炖1小时。然后将牛奶倒入锅中，和羊肉汤同时煮沸后，把山药倒入锅中，煮至软烂，加入适量的盐即可出锅食用。

腹泻积食 ◇◇

姜柚止泻茶

病症： 腹泻

材料： 老柚壳9g，细茶叶6g，生姜2小片

做法： 先将老柚壳和细茶叶研成粉末，再把生姜加水煎煮后，用姜汤送服研好的粉末。不限时间和次数。

- -

菱粉粥

病症： 慢性腹泻

材料： 干菱角500g，粳米100g，红糖少许

做法： 将干菱角洗净去皮，磨成细碎的粉末备用，粳米洗净备用。将洗净的粳米和磨好的菱角粉一起放米锅中，加适量清水大火烧开，煮至烂熟，再加入红糖搅拌均匀，略煮烧开即可食用。

萝卜饼

功效： 消除积食

材料： 白萝卜500g，猪肉250g，面粉500g

做法： 白萝卜洗净，刮细丝，加葱末，入油锅略煸炒捞起；猪肉洗净，切成肉沫，与萝卜丝混合，加入适量盐、味精，拌匀成馅；面粉加入清水和成面团，分成10个，分别将面团擀好，放入馅料做成饼，放入烤箱烤熟即可。

丁香鸭

功效： 暖胃、补肾

材料： 鸭1只，丁香5g，肉桂5g，白豆蔻5g，料酒、盐、葱、姜、味精各适量

做法： 将鸭去毛去内脏，洗净，放锅内；丁香、桂皮、白豆蔻用清水煎熬2次，每次约20分钟，收药汁约6碗。再把药汁倒入鸭锅内，加葱姜、料酒煮沸，改用文火煮熟。用花椒、茴香、红糖、酱油、葱、姜、盐等熬汁，将熟鸭放汁中稍煮，并用汁不断浇淋鸭身，至皮呈红时即可。

冰糖乌梅

病症： 慢性腹泻

材料： 乌梅250g，冰糖250g

做法： 乌梅洗净放锅中，加适量清水浸泡发透，再用文火加热，煎至五分熟时，捞出去核，把果肉用刀切成丁，再放入原液中，加碎冰糖继续煎煮，至七分熟烂，收汁即可。待冷却后外部再蘸一层白糖，装瓶。服用时取

冰糖乌梅含服。

姜鲫鱼羹

病症：腹痛

材料：鲫鱼1条，生姜10g，陈皮10g，胡椒1g，料酒、葱、盐、味精各适量

做法：先把鲫鱼去鳞去鳃及内脏，洗净；生姜洗净切片。再把姜片、陈皮、胡椒用纱布包，放鱼腹内，加水适量，放入盐、料酒，然后用文火煨熟。

舒缓鼻炎

辛夷猪肺汤

病症：鼻炎流涕

材料：辛夷花10g，猪肺1只，生姜3片，食盐适量

做法：将猪肺洗净，切片，在开水中汆烫，捞出，放入汤锅中，再将辛夷花、生姜悉数倒入汤锅，大火煮开后，小火炖至猪肺软烂，加入食盐调味即可。

聪耳明目

草决明兔肝汤

功效：养肝护肝

材料：兔肝1~2副，草决明10~12g

做法：将兔肝洗净余水，放入汤锅中与草决明同煮，大火烧开后，转小火慢炖，直至兔肝软烂为止，然后在汤中加入少许盐调味即可。

聪耳酒

病症： 耳聋耳鸣

材料： 磁石100g，川木通300g，石菖蒲300g，白酒2000毫升

做法： 将三味药材全部研成颗粒状，装入纱布袋中，和白酒一起放到酒坛中密封浸泡14天后，即可取出饮用。

蜜饯黑枣

病症： 夜盲症

材料： 黑枣500g，青葙子60g，蜂蜜250g

做法： 青葙子洗净放入不锈钢锅里，加适量清水后煎煮20分钟，将汤汁取出，再将锅中加水继续煎煮。反复取汤汁三次后，将所有汤汁混合放入锅中，再加入洗净的黑枣，用文火煮煎至黑枣烂熟，在剩下的汤汁将干未干时，加入蜂蜜并搅拌均匀即可。每次用温开水冲服1汤匙，每天2次。

蜜糖蒸鸡肝

功效： 保护眼睛

材料： 鸡肝2～3副，蜜糖25g

做法： 鸡肝洗净，放碗内，加蜜糖，隔水蒸熟。

葱白猪肝鸡蛋汤

功效： 护眼

材料： 鸡蛋2个，猪肝250g，葱白6根，料酒、盐、味精各适量

做法： 猪肝洗净切片，葱白洗净切段。起油锅，葱白炒香，加猪肝稍炒，再加料酒、水适量煮沸，把鸡蛋打匀倒入，稍沸加盐、味精即可。

补血养气 ◇◇

猪皮枸杞红枣汤

功效：补血

材料：生姜片5g，红枣20枚，猪皮100g，枸杞30g

做法：将生猪皮先在开水中氽过，然后切成条状或者小块，与生姜、红枣、枸杞一同放入汤锅中熬煮，大火烧开后，转小火慢炖，等到猪皮软烂即可食用，一般大约需要一个小时。

- -

归参鸡盖浇饭

功效：养气补血

材料：当归6g，党参10g，鸡肉100g，粳米饭150g，盐、料酒、味精适量

做法：当归、党参洗净，切片，用纱布包好放入锅内，加水适量，煎煮浓汁。鸡肉洗净切片。起锅油，放鸡肉片，加调料煸炒，倒入当归、党参浓汁，再炒至鸡肉片熟。粳米饭盛入盆内，鸡肉片连汤汁浇在饭上。

- -

黄芪补血饭

病症：血虚

材料：黄芪50g，当归10g，红枣100g，龙眼肉100g，白扁豆200g，粳米500g，砂糖适量

做法：

1.把黄芪、当归放锅中加水煎煮成浓汁备用。

2.把红枣洗净、去核，龙眼肉洗净，白扁豆和粳米洗净后，一起放到锅中。

3.将黄芪当归的浓汁，倒入有粳米、白扁豆、红枣、龙眼的锅中同煮，大火煮沸后，调小火慢熬，直到白扁豆和粳米烂熟后，加白砂糖调味即可食用。

人参粥

病症：怠倦乏力

材料：人参粉（片）3g，粳米100g，冰糖少许

做法：粳米洗净，放砂锅内，加清水适量，加人参粉（片），煮粥。把熬成汁的冰糖徐徐加入粥中搅匀。

酸枣仁粥

症状：自汗盗汗

材料：酸枣仁30～50g，粳米100g

做法：将酸枣仁捣碎放锅内，加入清水，煎汤取汁。粳米洗净放锅内，加水适量，武火烧沸，文火熬煮至半熟，加酸枣仁汤，同煮成粥。

杜仲酒

症状：腰膝疼痛四肢麻木

材料：杜仲100g，丹参20g，川芎50g，白酒1000毫升

做法：将三种药材分别切成色子块，用纱布包好，放入酒坛后，用白酒密封浸泡20天即可取饮。每次10毫升，每日2次。

补虚止血藕米糕

病症：便血吐血

材料：藕粉、糯米饭、白糖各250g

做法：将以上三者混在一起，加水揉成面团，放在蒸笼上蒸熟，然后切成块。

茯苓饼

症状：气虚体弱

材料：茯苓粉、大米粉、白糖各200g

做法：茯苓粉、大米粉、白糖放锅内，加清水适量，调成糊状。用微火

在平底锅里摊烙成薄饼。喜欢甜食的，还可以在里面加入果酱、果脯，味道更好。

补血小笼包

病症： 贫血

材料： 面粉500g，瘦猪肉500g，鸡蛋5个，制何首乌50g

做法： 制何首乌研成末备用，猪肉剁成泥。制何首乌粉末和盐、味精、酱油、糖、料酒、猪肉泥、鸡蛋，拌成馅。面粉加水和成面团，分成60份坯，按扁，包入馅，成包子形。上笼蒸至呈玉色，底不黏手即可。

香菇鸡

功效： 病后调理

材料： 净鸡肉250g，水发香菇100g，红枣30g，湿淀粉、盐、料酒、味精、葱、姜、麻油各适量

做法： 鸡肉洗净，切成条状。红枣洗净去核，切四瓣。香菇、葱、姜切丝。鸡肉条、香菇丝、红枣放碗内，加盐、白糖、味精、葱丝、姜丝、料酒和湿淀粉拌匀，上蒸笼蒸（或隔水蒸），蒸熟取出，用筷子拨开，装盘，浇麻油即可。

萝卜鲫鱼汤

病症： 肺结核

材料： 鲫鱼1条（250g左右），萝卜200g，料酒、葱、姜、盐、味精各适量

做法： 鲫鱼去鳞去内脏，洗净。萝卜洗净，切小块。起油锅放鱼煎透。加料酒、清水、葱、姜、盐及萝卜与鱼同煮，加味精少许，煮熟即可。

砂锅牛腱

功效： 补气补血

材料： 后腿牛肉1000g，冬笋100g，盐、白砂糖、味精、料酒、葱、姜、酱油、八角、花生油各适量，桂皮、花椒各1g

做法：牛肉洗净切小方块备用，冬笋洗净切块，八角、桂皮、花椒用纱布包好，葱切段备用。取锅烧热花生油，把牛肉块放锅中炸透捞出，再把冬笋块炸透后，二者同时放入砂锅中。再把葱、姜放锅中炒香，加入料酒、酱油、白糖、精盐和事先包好的纱布袋烧开后，撇净浮沫，倒在装牛肉的砂锅里，调成微火焖煮1小时。牛肉熟透后，再调大火，加上味精调味，挑出葱、姜和纱布袋，连砂锅一同上桌，即可食用。

辣妈最爱

王不留行鲤鱼粥

功效：催乳

材料：王不留行30g，鲤鱼一条（500g），糯米100g

做法：鲤鱼去鳞和内脏后冲洗干净，放锅内，加入王不留行和适量清水，大火沸腾后调文火煮熟。滤出汤汁，把洗净的粳米倒入锅内，大火煮开，然后调文火煮至粳米烂熟，再加入前面滤出的汤汁烧开，即可关火食用。

糯米阿胶粥

病症：月经过少

材料：阿胶30g，糯米60g，红糖少许

做法：先将糯米煮粥，阿胶跟红糖分别捣碎备用。待粥将熟时，放入捣碎的阿胶，边煮边搅匀，煮至沸腾2~3分钟后加入红糖即可。

首乌酒

病症：白发早生

材料：首乌100g，首乌藤100g，白酒1000毫升

做法：将首乌和首乌藤分别切成色子块，放入酒坛中密封，再浸泡15天后，即可取酒饮。每次5~10毫升，每日2次。

蜜饯龙眼

病症：产后浮肿

材料：龙眼肉250g，大枣250g，姜汁30毫升，蜂蜜25g

做法：龙眼肉和大枣洗净放入锅里，加适量清水，大火烧开后改文火煮至七成熟，加入姜汁和蜂蜜并搅拌均匀后关火，起锅待冷后再装入瓶子里。每晚睡前吃龙眼肉、大枣各6~8粒，用后拧紧瓶盖，以免受潮。

强肾健体 ◇◇◇◇◇◇◇◇◇◇◇◇◇◇◇◇◇◇◇◇◇◇◇◇◇◇◇◇◇◇◇◇◇◇◇◇◇

杞杜鹧鸪汤

病症：腰膝酸软

材料：鹧鸪一只，枸杞15g，杜仲10g，葱、姜、盐、料酒各适量

做法：鹧鸪洗净切块，用开水焯煮5分钟后捞出备用。将枸杞、杜仲，以及葱、姜、盐和料酒一起放入锅中煸炒后，加入高汤和鹧鸪块，调大火烧开煮沸，再调文火慢炖一个半小时后，即可盛出食用。

羊肉饭菜

病症：体弱怕冷腰膝软

材料：羊肉250g，青菜200g，粳米250g，葱、姜、料酒、盐、味精适量

做法：羊肉洗净，切条。葱切小段，姜切小片。青菜洗净，切小块。羊肉与料酒、葱、姜拌匀，在油锅中煸炒，再加青菜、盐煸炒后加水适量，入粳米煮饭。

牛奶粥

功效：补充营养

材料：鲜牛奶250毫升，大米60g，冰糖适量

做法：先将大米洗净放锅中，加适量清水，煮至软烂后，加入牛奶，小火煮至黏稠，加入冰糖搅拌均匀，充分溶解后即可食用。

神仙延寿酒

功效：延年益寿

材料：生地30g，熟地30g，天冬30g，麦冬30g，当归30g，牛膝30g，杜仲30g，枸杞子30g，木香15g，芍药30g，茯苓30g，肉苁蓉30g，小茴香30g，砂仁15g，人参15g，黄柏30g，巴戟天30g，补骨脂30g，川芎30g，白术15g，知母30g，远志15g，柏子仁15g，石菖蒲15g，白酒3000毫升

做法：将上述药材切成细片，装在纱布袋内，用白酒浸泡并密封15天后，即可饮用。

鹿茸酒

功效：壮阳补肾

材料：鹿茸15g，淮山药50g，白酒500毫升

做法：将鹿茸、淮山药洗净后，放入酒坛中，用白酒密封浸泡10天，即可取酒饮用。

山药糕

症状：工作疲劳食欲不振

材料：山药1000g，糯米粉250g，白糖500g，猪油100g，豆沙（含糖）75g

做法：

1. 山药洗净，蒸熟去皮，研磨成泥。糯米粉用冷水搅拌成浆状。

2. 锅内放猪油、白糖，用小火烧开并搅拌均匀。

3. 放入山药泥轻轻搅拌，然后慢慢倒入糯米粉浆，边倒边搅拌，直到山药泥和糯米浆完全和锅中的猪油、白糖融合后盛出。

4. 将盛出的山药泥放入盘中，上面撒一层豆沙后，再平铺一层山药泥，放蒸笼中小火蒸30分钟即可。

壮阳小笼包

病症：阳痿早泄

材料：面粉500g，瘦猪肉500g，虾仁250g，肉苁蓉50g

做法：肉苁蓉研末备用。猪肉剁成泥，加入虾仁、肉苁蓉末和盐、味精、酱油、糖、料酒，拌成馅。面粉加水和成面团，分成60份坯，按扁，包入馅成包子形，上笼蒸至玉色，底不黏手即可。

- -

桑葚糖

症状：年迈体弱

材料：桑葚200g，白糖500g

做法：将桑葚研末。把白糖放在不锈钢锅里，加适量的清水，用文火煎煮至浓稠后，再放入桑葚末并搅拌均匀，继续煎煮至用筷子挑起后呈丝状时，再倒入涂过熟菜油的搪瓷盘内，待冷却后，用刀划成小块，即可食用。

- -

玉竹炒芹菜

症状：肺肾阴虚

材料：玉竹、芹菜各适量

做法：芹菜和我们平时家常的切法一样，斜刀，切成薄片，或者是切丝，然后汆水备用。热锅，倒油，将洗好的玉竹与芹菜放入锅中，大火爆炒即可。不过，应该切记的是，既然是方剂，那么在盐分的使用上要把握好尺度，不宜过咸。

- -

二母元鱼

症状：低热不退

材料：元鱼1只，贝母5g，知母5g，前胡5g，杏仁5g，料酒、盐、味精各适量

做法：元鱼去头去内脏，洗净，切块。贝母、知母、前胡、柴胡、杏仁洗净，用纱布包住。元鱼块、中药包放碗内，加清水适量，用料酒、盐、味精调味，隔水蒸1小时，去药包即可食用。

参圆炖鲫鱼

功效：补充蛋白质

材料：鲫鱼250g，党参30g，桂圆肉15g，葱、姜、盐和料酒各适量

做法：将处理好的鲫鱼两面切十字花刀，再用开水焯一下捞出。将党参煎20分钟以后取汁，与桂圆肉及葱、姜、盐和料酒一起放入鱼盘内，上锅蒸20分钟左右就可以食用了。

呵护心血管 ◇◇◇◇◇◇◇◇◇◇◇◇◇◇◇◇◇◇◇◇◇◇◇◇◇◇◇◇◇

生脉酒

功效：养心护心

材料：生晒人参50g，麦冬100g，五味子50g，白酒1500毫升

做法：先将五味子、麦冬冲洗干净，再将生晒人参洗净切薄片，用白酒浸泡密封15天，即可取酒饮用。每次喝5~10毫升，每日3次。

西洋参酒

病症：心血管疾病

材料：西洋参50g，白酒1000毫升

做法：西洋参切成薄片，放入白酒中密封，浸泡10天即可取酒饮用。

山楂软糖

病症：冠心病

材料：生山楂500g，白砂糖500g

做法：将生山楂洗干净，去核切碎后放在锅里，加入适量的水煎煮。每20分钟取汤汁1次，再加水煎煮，连续取汤汁3次后，再将取出的汤汁混合，继续用小火煎煮至浓稠后，加入白砂糖搅拌均匀，待白砂糖全部熔化呈透明

状后，再停火。然后趁热将山楂糖浓汁倒在撒有一层白砂糖的大搪瓷碗中，等冷却后，在山楂软糖上再撒入一层白砂糖，切成小块即可。

降压降脂 ◇◇◇◇◇◇◇◇◇◇◇◇◇◇◇◇◇◇◇◇◇◇◇◇◇◇◇◇◇◇◇◇◇◇◇

玉米汤

功效：降血压降血脂

材料：玉米面30g，刺梨15g

做法：以上二者加水煎汤服，代茶饮用。

荷叶粥

功效：降血压降血脂

材料：鲜荷叶1张，粳米100g，冰糖少许

做法：粳米淘净，鲜荷叶洗净，切成一寸方的块。鲜荷叶放入锅内，加清水适量，用武火烧沸后，转用文火煮10~15分钟，去渣留汁。粳米、荷汁放入锅内，加冰糖及适量清水，用武火烧沸后，转用文火煮至米烂成粥。每日2次，早、晚食用。

山药鸭子汤

功效：去胆固醇

材料：鸭腿2个，葱白1段，姜2片，橙子皮1片，党参2段，黄芪2片，干何首乌1片，山药、盐少许

做法：先把鸭腿去骨切成大块后，放热水中焯一下去血水和杂质捞出后，把葱、姜、党参、黄芪、干何首乌一起放到汤锅中，加入适量的清水大火烧开后，撇掉汤面上的浮沫，再小火慢炖30分钟后，加入山药段小火煮到软烂适中，撒盐出锅，即可食用。

好睡无忧 ◇◇◇◇◇◇◇◇◇◇◇◇◇◇◇◇◇◇◇◇◇◇◇◇◇◇◇◇◇◇◇◇◇◇◇◇

灯心竹叶茶

病症： 失眠多梦

材料： 灯心草5g，鲜竹叶30g

做法： 将两味中药放保温杯内，用沸水冲泡后，盖盖闷上15～20分钟，然后代茶频饮。睡前1小时，再按原量冲泡，代茶饮用。

八宝枣糕

病症： 遗精失眠

材料： 精白面粉600g，鸡蛋500g，白糖500g，猪板油500g，核桃仁500g，熟黑芝麻200g，龙眼肉100g，枸杞子150g，红枣200g，蜜玫瑰50g

做法： 猪板油去皮筋、洗净，切成豌豆大小的颗粒。龙眼肉、红枣肉切小粒状。鸡蛋打入盆内，加白糖调至乳白色，倒入面粉搅匀，再放上上述材料及枸杞子、蜜玫瑰，搅匀。蒸笼内铺好皮纸，放30厘米见方、5厘米高的木框1个（如果没有木框，可用大的不锈钢盆代替)，将调好的枣糕材料倒入其中，摊平，撒入芝麻。蒸30分钟，取出糕冷却，切块。

宁心松糕

病症： 心神不宁

材料： 糯米粉100g，粳米粉200g，白砂糖500g，猪油馅250g，莲子100g，百合100g，柏子仁100g，玫瑰花少许

做法：

1、将百合、柏子仁、糯米粉、粳米粉放在一起，并加水搅成糊状，放入铺有油纸的蒸笼上，摊平。

2、把莲子、玫瑰花及猪油馅放在摊平的糕粉上，再撒上白砂糖后盖盖烧

开，大火蒸20分钟后，在上面喷洒一层温水，再盖盖焖蒸2分钟即可出锅。

莲肉包子

病症： 失眠

材料： 面粉500g，莲子肉500g，柏子仁50g，白砂糖250g

做法： 将莲子肉、柏子仁煮至烂熟，放入白糖搅拌成泥状，做肉馅。面粉发酵，和成面团，做小块，包入莲子肉馅，蒸熟即可。

妇女之友 ◇◇

玫瑰金橘茶

病症： 乳房胀痛

材料： 玫瑰花6g，金橘饼半块

做法： 先将玫瑰花从花蒂处剪下，花瓣撕成片，洗净晾干，与切碎的金橘饼同放时放入杯中，用刚煮沸的水冲泡，杯盖拧紧后，闷放15分钟即成。当茶经常饮用，一般可冲泡3～5次，玫瑰花瓣、金橘饼也可一并嚼服，当日吃完。每天一剂，连服七天。

乌发糖

病症： 头发早白

材料： 制何首乌200g，茯苓100g，当归30g，枸杞子50g，菟丝子50g，牛膝50g，补骨脂30g，黑芝麻100g，白糖500g

做法： 先将除白糖以外的其他八味药材放入清水中浸泡发透后，再放入锅中小火煎煮。每20分钟滤汁1次，再加水煎，反复3次。将3次药汁混匀，加热浓缩，至稠黏如膏时，加入白糖煎熬，至用锅铲挑起成丝而不粘手时，停止煎熬，趁热将糖倒入瓷盘内压扁，冷却后切成50小块。每日3次，每次1～2小块，15～20天为1个疗程。

木耳糖

病症： 月经过多

材料： 赤砂糖500g，黑木耳细粉200g

做法： 先把赤砂糖放到不锈钢锅中，加适量清水后用文火煎煮至较浓稠，再放入黑木耳细粉，并搅拌均匀后关火，趁热时将糖倒入涂过食油的搪瓷盘内，待凉透后切成小块即可食用。

蟹粉球

病症： 更年期综合征

材料： 大白蟹4只，鸡蛋2枚，面包25g，牛奶25g，熟猪油30g，面粉、胡椒粉、姜片、精盐、白糖、味精各适量

做法： 先把大白蟹加上姜片隔水蒸熟后，剔出蟹肉，加入盐、胡椒粉、糖、味精，加上牛奶、碎面包、鸡蛋和熟猪油，搅成混合物后分成20份，分别搓成小圆球，滚上面粉，用温油炸至金黄色。佐餐或作零食均可。

调养肝血 ◇◇◇◇◇◇◇◇◇◇◇◇◇◇◇◇◇◇◇◇◇◇◇◇◇◇◇◇◇◇◇◇◇◇◇◇

枸杞花生凤爪汤

病症： 肝血虚

材料： 凤爪4对，陈皮3g，花生30g，红枣10g，枸杞20g

做法： 将洗净剥皮去掉指尖的凤爪放入汤锅中，将陈皮、花生、红枣、枸杞也都依次放入锅中（枸杞在做方剂之前用水浸泡半个小时），将这些食材大火烧开后，小火慢炖两个小时，根据自己的口味放入盐和味精即可。

枸杞麦冬蛋粒

病症： 慢性肝炎

材料： 鸡蛋5个，枸杞子30g，麦冬10g，瘦猪肉30g，料酒、盐、味精各适量

做法： 枸杞子洗净，入沸水略汆。麦冬洗净，入沸水中煮熟，切碎末。瘦猪肉洗净，切小粒。鸡蛋打入碗内，加盐拌匀，隔水蒸熟，冷却呈粒状。起油锅，入猪肉，加料酒，炒熟。蛋丁、枸杞子、麦冬及碎末猪肉粒入锅内，加盐、味精稍炒即可。

泥鳅炖豆腐

病症： 肝炎

材料： 泥鳅250g，豆腐250g，葱、姜、盐、料酒、味精各适量

做法： 泥鳅去腮去内脏，洗净，放锅内，加盐、料酒、葱、姜、水适量，清炖至五分熟时，加豆腐炖至熟烂，加味精，淋麻油少许即可。

淮山炖乌鸡

病症： 肝肾阴虚

材料： 淮山50g，鹿茸20g，姜、盐、味精各适量

做法： 先把乌鸡洗净切块，用热水焯一下去血水和杂质后，捞出备用。再把淮山、鹿茸片洗净切块。然后把焯好的乌鸡块和淮山药、鹿茸片、姜片一起放入炖盅中，加适量清水，大火煮沸后，撇去浮沫，盖好盖，调小火再煮一个半小时，直到鸡块软烂适中，加入盐、味精调味，即可出锅食用。

止痒抗敏

紫草红枣汤

病症： 过敏

材料： 紫草15g，红枣15g，甘草10g

做法： 将以上材料在清水中浸泡半小时，随后煎煮，水开后，文火熬煮20分钟左右。代茶饮，直到过敏症状消失为止。

灭疥酒

病症： 疥疮瘙痒

材料： 硫黄50g，雄黄6g，轻粉3g，樟脑1g，白酒500毫升

做法： 先将四种药材研磨成粉末状，再用白酒浸泡于酒坛中，密封5天后即可。每晚临睡前用消毒棉花蘸药酒涂擦患处，连续20日。

风湿痛 ◇◇◇◇◇◇◇◇◇◇◇◇◇◇◇◇◇◇◇◇◇◇◇◇◇◇◇◇◇◇◇◇◇◇◇◇◇◇

姜汁鳝鱼饭

病症： 风湿痹痛

材料： 鳝鱼肉200g，姜汁15毫升，粳米200g，菜籽油、酱油、盐、葱各适量

做法： 鳝鱼洗净，去掉骨头和内脏，盛在碗里，加上姜汁、菜籽油、酱油、盐、葱，搅拌均匀。粳米淘洗干净后，放入盆中，上笼屉蒸40分钟，揭开笼屉，将鳝鱼倒在饭上面，将笼屉盖上，再蒸20分钟，一碗姜汁鳝鱼饭就大功告成。

风湿骨痛药酒

病症： 风湿骨痛

材料： 丁公藤200g，豨莶草100g，老鹳草100g，桑枝100g，白酒2000毫升

做法： 将各味药材切成小块，放到纱布袋中，再装入酒坛后，用白酒密封浸泡15天，即可饮用。

樱桃酱

病症： 风湿腰腿痛

材料： 樱桃1000g，白糖750g，柠檬酸0.3g，明胶5g，食用香精少许

做法： 将樱桃洗净、去核，用捣碎机或菜刀将其搅碎呈泥状。将樱桃泥和水倒入锅内，用旺火煮沸5~7分钟，随即加入白糖和柠檬酸，改用文火慢煮，并不断搅拌，以免煳锅而影响果酱质量。文火慢煮15分钟后，将已加热溶解的明胶（用少量水将其浸泡后加热至溶）均匀倒入锅中，继续煮10分钟左右。然后取少许果酱滴入盘中，若无流散现象，即可离火，滴入香精拌匀，晾凉后盛入容器中，加盖放在阴凉通风处保存，随吃随取。

活血止痛 ◇◇◇◇◇◇◇◇◇◇◇◇◇◇◇◇◇◇◇◇◇◇◇◇◇◇◇◇◇◇◇◇◇◇◇◇

八仙酒

病症： 跌打损伤

材料： 丁香30g，当归30g，川芎90g，红花90g，三七15g，凤仙花54g，苏木50g，乌梢蛇一条，白酒2000毫升

做法： 将几味药材切碎成末，与白酒一起放到酒坛中密封浸泡30天后，即可取酒饮用。

龙凤汤

症状： 关节酸痛

材料： 蛇肉150g，鸡脯肉100g，冬笋100g.火腿20g，姜、麻油、料酒、味精、盐、胡椒粉各适量

做法： 蛇肉洗净，斩成段，放入锅中，倒入部分鸡汤，加入姜片，上火煮熟后捞出，撕成细丝。鸡脯肉、冬笋、火腿洗净，分别切成细丝。锅置火上，倒入剩余鸡汤，煮开后放入蛇肉丝、鸡丝、冬笋丝，加入料酒、精盐、

味精拌匀，撒入火腿丝，煮熟后淋入香油，加少量胡椒粉即可。蛇似龙，鸡似凤，故名"龙凤汤"。

抗癌扶正 ◇◇

百合炖猪肚

功效：抗癌

材料：猪肚一副，鲜百合50g，盐、清水适量

做法：将猪肚翻过来用盐、生粉反复搓洗干净；再将猪肚原只下汤锅，清水烧开，文火炖一个半小时；将猪肚捞起，切片，加上鲜百合重新入锅煮15分钟，下盐调味即可。

扶正膏

功效：术后化疗滋补

材料：党参150g，白术150g，茯苓150g，甘草50g，黄芪200g，薏米200g，红枣200g，百合150g，黑木耳100g，阿胶100g，鳖甲胶100g

做法：

1. 把党参、白术、茯苓、甘草、黄芪放入锅中，再用适量的清水煎煮，去渣留汤。

2. 把薏米、红枣、百合、黑木耳洗净放入锅中，加适量清水熬烂，和步骤1中的汤混合后，再放入阿胶、鳖甲胶熬制成胶状。化疗期间，每天一小勺，不限次数。